JN098186

手のひら・手の甲の反射区

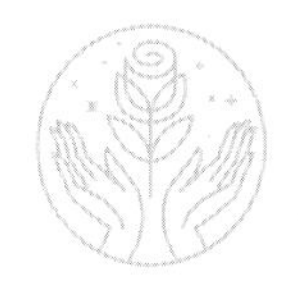

「反射区(はんしゃく)」とは？

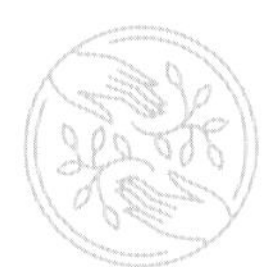

「反射区ってなに？」「ツボとどう違うの？」「なぜ手のひらなの？」――そんな声をいただきます。

「手のひら」や「手の甲」には、目や耳鼻、首や肩、消化器や呼吸器など、体のあらゆる器官や臓器につながる末梢神経が約17,000本も走っていて、それが集まる場所を「反射区」といいます。

反射区を見ると、対応する器官の状態が分かります。たとえば、反射区の色が白っぽいときは、対応する器官の血行が良くないな…、硬いときは、老廃物がたまっているな…のようなイメージです。また、反射区をギューッと押すことで、対応する器官の血液やリンパの流れを良くすることができるため、自分の力で悪いところを改善して、カラダを元気にできるのです。

ツボが「点」であるのに対して、反射区は「広さと深さがある立体的な面」のため、「大体この辺かな」という位置で正解です。また、手のひらなら、反射区の状態を目で見て確認することもできます。

反射区は、両方の手に80ヵ所以上あります。ぜひ「反射区マップ」を、元気の役に立ててください。

左右の手のひらには、合わせて80ヵ所以上の反射区があります。
あなたの健康づくりに活かしましょう。

※それぞれの反射区の押し方は15ページを参照ください。

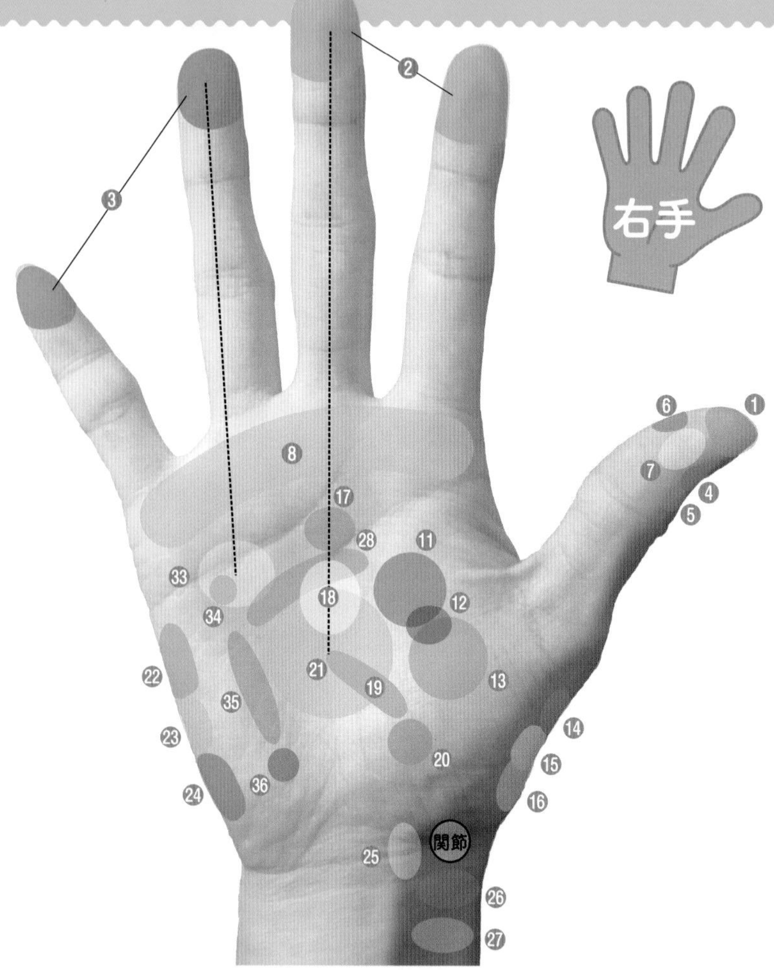

1 大脳（左）
2 目（左）
3 耳鼻（左）
4 頸椎
5 甲状腺
6 副甲状腺
7 間脳
8 肺（右）
11 胃
12 膵臓
13 十二指腸
14 背骨（上部）
15 背骨（中部）
16 背骨（下部）
17 副腎（右）
18 腎臓（右）
19 輸尿管（右）
20 膀胱
21 小腸
22 肩（右）
23 ひじ（右）
24 ひざ（右）
25 リンパ節（全体）
26 股関節（内側／右）
27 子宮（女性）
前立腺（男性）
28 横行結腸
33 肝臓
34 胆のう
35 上行結腸
36 回盲弁

手のひらの反射区

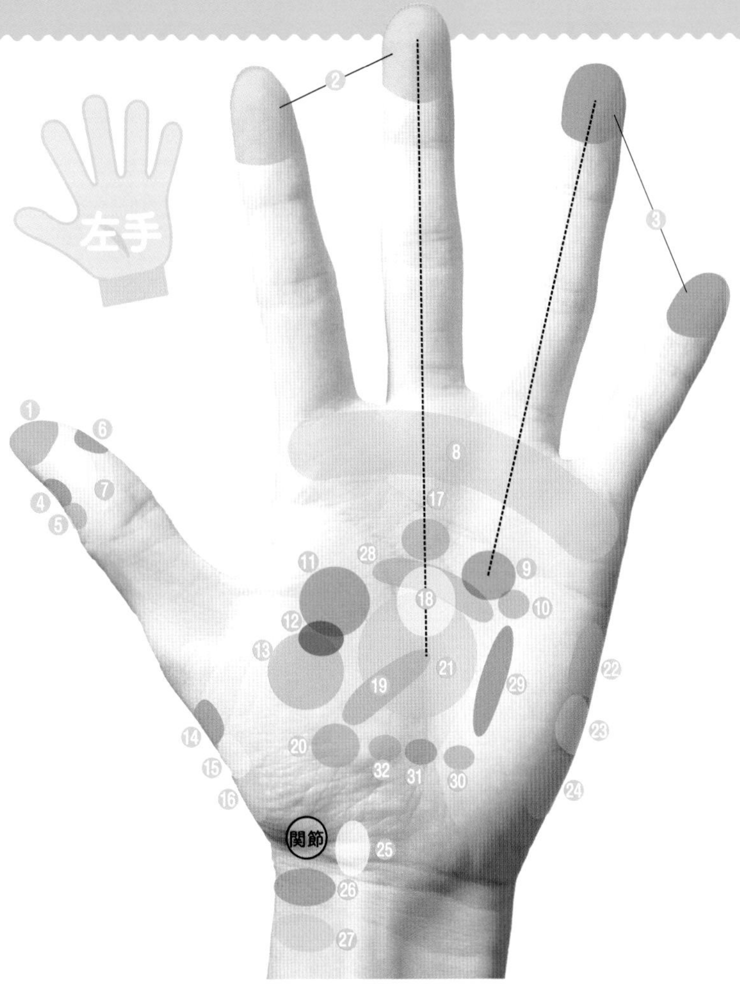

1 大脳（右）
2 目（右）
3 耳鼻（右）
4 頸椎
5 甲状腺
6 副甲状腺
7 間脳
8 肺（左）
9 心臓
10 脾臓
11 胃
12 膵臓
13 十二指腸
14 背骨（上部）
15 背骨（中部）
16 背骨（下部）
17 副腎（左）
18 腎臓（左）
19 輸尿管（左）
20 膀胱
21 小腸
22 肩（左）
23 ひじ（左）
24 ひざ（左）
25 リンパ節（全体）
26 股関節（内側／左）
27 子宮（女性）前立腺（男性）
28 横行結腸
29 下行結腸
30 S字結腸
31 直腸
32 肛門

手の甲の反射区

手の甲には上半身のリンパ節に対応する反射区が集中。反らしたときにスジが出なければ、老廃物がたまっている可能性があります。

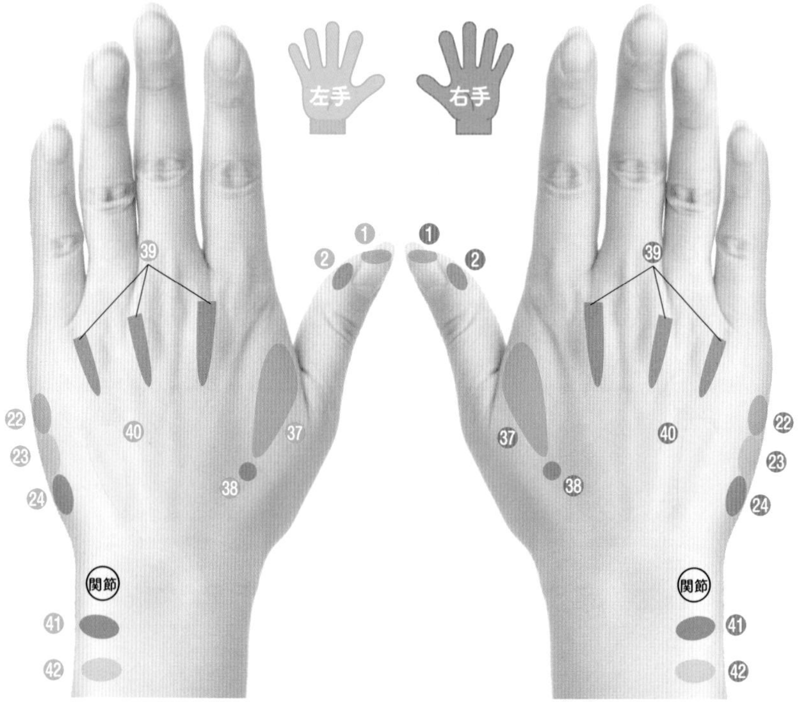

左手

1 大脳（右）
2 副甲状腺
37 リンパ節（胸）
38 扁桃（のど）
39 リンパ節（首）
40 リンパ節（肺／左）
22 肩（左）
23 ひじ（左）
24 ひざ（左）
41 股関節（外側／左）
42 卵巣（女性）
　精巣（男性）

右手

1 大脳（左）
2 副甲状腺
37 リンパ節（胸）
38 扁桃（のど）
39 リンパ節（首）
40 リンパ節（肺／右）
22 肩（右）
23 ひじ（右）
24 ひざ（右）
41 股関節（外側／右）
42 卵巣（女性）
　精巣（男性）

※それぞれの反射区の押し方は15ページを参照ください。

◆二の腕にある「血海」の反射区

手のひらではありませんが、大事な反射区がもう1つあります。左の二の腕の、力こぶの頂点の辺りにある「血海」の反射区です。血海の反射区を押すと、手のひらや手の甲にある反射区の機能が高まり、老廃物を血液やリンパ液に流し出しやすくなります。強く押すとあざになりやすいため、やさしく押すのがポイントです。

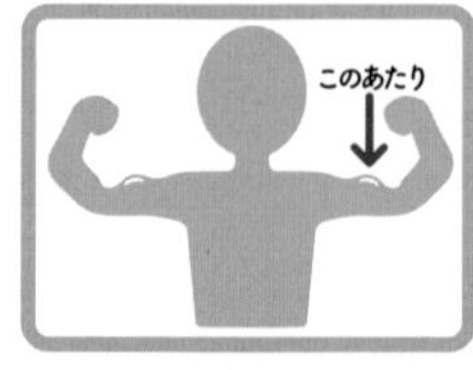

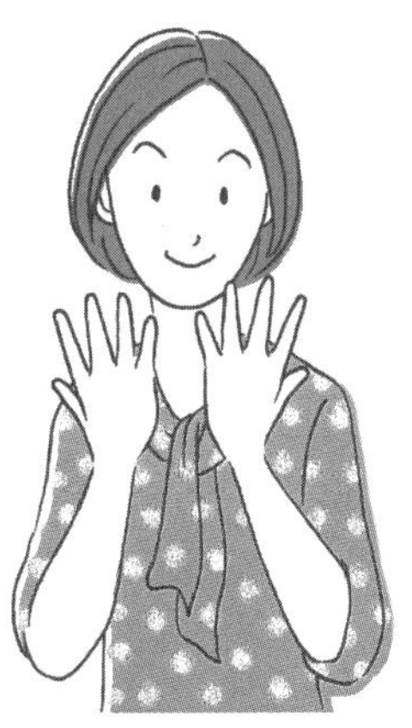

6000人の手のひらを見てきた
エキスパートが教える

7秒押すだけで体温が上がる
手もみ健康法

一般社団法人 手のひらデトックス協会 代表理事
足利 仁

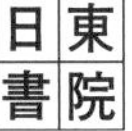

はじめに

あなたは、健康のためにどのようなことをしていらっしゃいますか？
栄養や睡眠に気をつけたり、ランニングやヨガをしてみたり、時には整体やマッサージに通ったり、きっとそんなふうに頑張っているのではないでしょうか。
それでは次に、ご自身が本当はどのくらい疲れているか、不調の原因がどこにあるか、突き止めることができますか？　また、それを改善することができますか？
あなたの手のひらには、そのすべてをかなえる力があります。
手のひらには、あらゆる器官や臓器につながる神経が約１７０００本も走っていて、それが集まる場所を「反射区」といいます。
反射区を見ると、対応する器官がどのような状態であるかが分かるのです。たとえば、手のひらのまん中の色が白いときは腎臓の血行が悪くなっていて、押したときにプヨプヨするときは不要な水分がたまって代謝が落ちています。腎臓は腰のすぐ近くにある臓器のため、腰が疲れたな、と感じることもあるでしょう。
それだけではありません。**反射区を押すことで、その場で対応する器官の滞りを洗い流**

し、血液やリンパの流れを整えて、自分の力で不調を改善することもできるのです。

反射区は手のひらだけでなく、足裏や顔、耳などにもあります。けれども、誰かと見比べて自分の体質に気づいたり、両方の手を同時に比べてそのときの体調を確認したりできるのは、手のひらしかありません。気づいたらすぐにギューッと押して、対応する臓器や器官を元気にすることができるのも、手のひらの大きな特徴です。

いろいろな健康法をすでに取り入れている方も、治療中の方も、何もしていないよという方も、手のひらを見て、押してくださいね。

いつでも、どこでも、すぐにできる「手もみ健康法」で、どうかあなたの健康を守ってください。そして願わくは、周りの方の手のひらも押してあげてください。

「明日も明後日も、あなたが元気でありますように」

「あなたの大切な方が元気でありますように」

そんな願いを込めて、本書をお届けいたします。

一般社団法人 手のひらデトックス協会 代表理事

足利 仁

もくじ

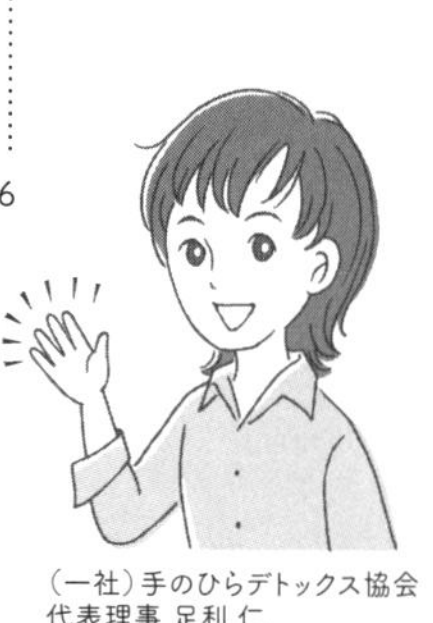
（一社）手のひらデトックス協会
代表理事 足利 仁

序章 手のひらで、あなたの健康をチェックしよう

第1章 体温が上がる！ 手のひら押しのスゴイ効果

第2章 まず、手のひらをチェックしよう！

第3章 すぐにできるカンタン〝手のひら押し〟健康法①
～心身の不調を改善するための「手のひら押しの処方箋」～

第4章 すぐにできるカンタン〝手のひら押し〟健康法②
～健康診断の結果に合わせて手のひらを押す～

第5章 病気を防ぐ！ 手のひら押しで免疫力をアップする！

第6章 手のひら押しで、美と健康をアップする

第7章 50歳から実践したい「手のひら押しで若返り！」

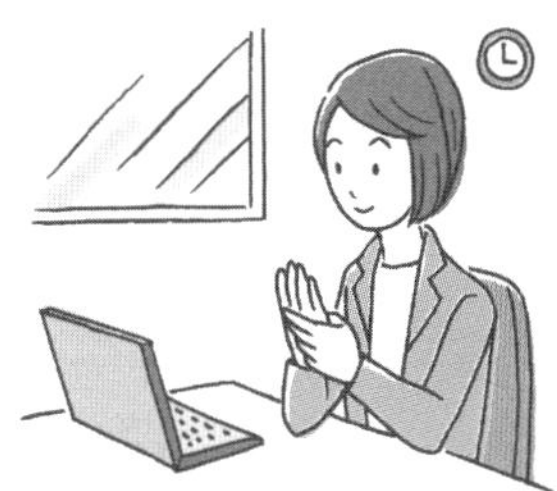

手のひらで、あなたの健康をチェックしよう

いつも見ているカラダの部位で、最も多く目にするのが「手」ではないでしょうか。日頃からなにげなく見ている「手のひら」ですが、そこには、あなたの健康状態を調べて、カラダの悪いところを改善するたくさんの秘密が詰まっています。

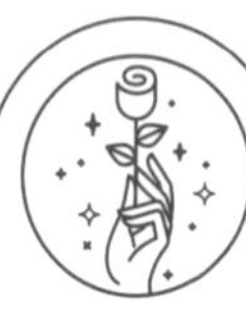

なぜ、手のひらを見ると不調の原因が分かるのか

体の調子が悪いけど、何が原因か分からない…。手足が冷えてつらいのに、治す方法が分からない…。慢性的な肌荒れで、薬をぬり続けても治らない…。そんなときに**「手のひら」**を見れば、カラダのどの部分に原因があるかを突きとめることができます。

なぜでしょう？　それは、手のひらに、目や耳鼻、首や肩、消化器や呼吸器など、体の各器官につながる末梢神経が約１７０００本も走っているからです。それらが集中している箇所を**「反射区」**といい、「手のひら」や「手の甲」には両手合わせて80以上の反射区があります。**反射区を見れば、その人がどんな体質で、今どんな体調であるかが分かります。**たとえば体が冷えているときは、冷えの原因となる器官の反射区が、白っぽかったりシワシワになったり、カチカチになったりしています。

手のひらは、カラダの状態を映し出す「鏡」であるといえるのです。

◆手のひらを見ると、冷えている器官が分かる

手のひらや手の甲にある反射区を見ると、対応する器官の健康度をチェックすることができます。それだけではなく、自覚症状があらわれる前でも反射区に変化があらわれるため、手のひらを押して病気を予防したり、症状を軽くしたりすることもできます。

扁桃の反射区が青白くなっている方に「このままだと扁桃が腫れて熱が出るので、反射区を押してくださいね」と伝えたところ、「翌日にのどが痛くなり、いつもなら薬を飲まなければ治らないのに、この度は手のひらを押すだけで良くなりました。しかも、長年悩んでいた手足の冷えも和らぎました」と、嬉しい声をいただいたことがあります。

それは、決して珍しいことではありません。手のひらは体の様々な器官に対応する反射区が広がる「カラダの地図帳」で、各器官の状態を映し出す「鏡」です。そして、**反射区をギューッと押すだけで、自分の力で、悪いところを改善することができるのです。**

「手もみ=手のひら押し」は、**いつでも・どこでも・誰にでもすぐにできる健康法です。**

次は、あなたが元気になる番です。すぐに、手のひら押しを始めましょう！

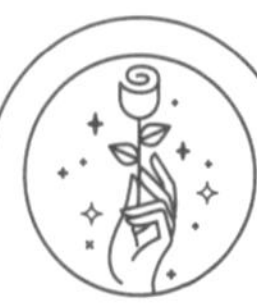

反射区は「ギューッと7秒押す」のがポイント

反射区を押すポイントは、力ではなく、**「押す場所」と「押す側の指の角度」**です。左のページに6種類の押し方を紹介しますので、反射区に合わせて、押しやすいものを選びましょう。強弱をつけてギュウギュウと押すのではなく、**7秒間ギューッと押して、その後パッと離します**。そうすることで、滞っていた老廃物が流れ始めます。

また、押すときに深くゆっくりと息を吐き、パッと離す直前に息をすべて吐ききることも意識しましょう。はじめは「痛いけど気持ちいい」くらいの強さで押して、少しずつ強くします。押したあとに水分を摂ると、効果がさらに高まります。

反射区を押す回数に上限はなく、**押せば押すほど対応する器官が元気になります**。症状を早く改善したいときは、滞っている反射区を、**7秒を5セットにして1日3回**押しましょう。それを半月から1カ月続けるだけで、多くの方々が不調を劇的に改善しています。

反射区の押し方

力ではなく、押す場所と押す側の指の角度が大事。反射区に合わせて押し方を工夫します。

❶ ▶親指の内側の角を使って押す

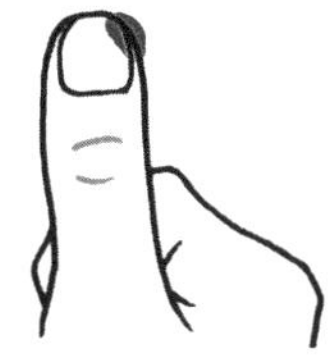

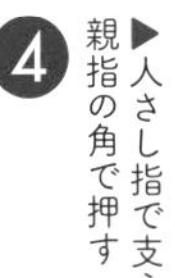

❹ ▶人さし指で支え、親指の角で押す

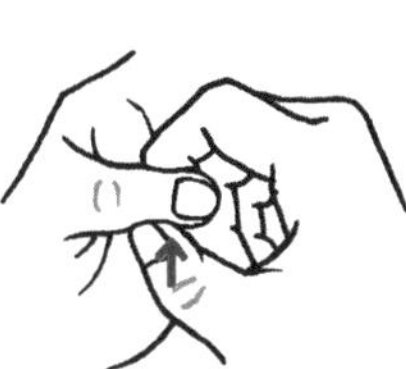

❷ ▶親指の外側の角を使って押す

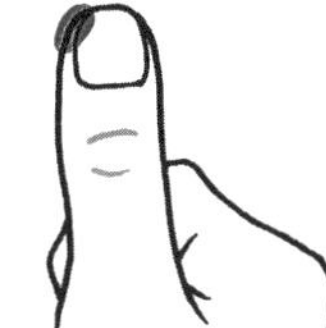

❺ ▶親指で支え、人さし指の横で押す

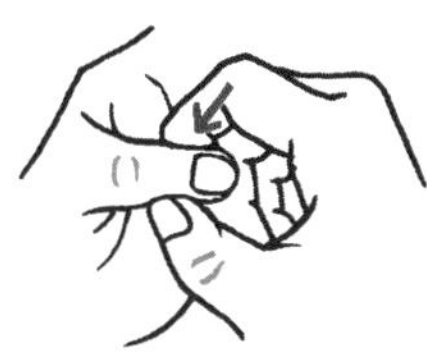

❸ ▶親指の腹を使って押す

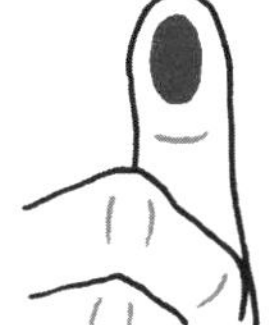

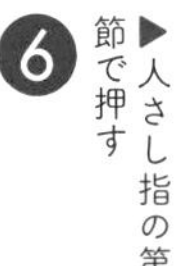

❻ ▶人さし指の第2関節で押す

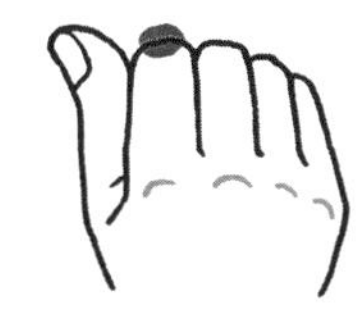

POINT!

7秒間、ギューッと押して、パッと離すのがポイント！

それぞれの押し方に対する反射区

各反射区の番号は、巻頭カラーページに対応しています

❶に対応する反射区＝⑧肺 ⑨心臓 ⑩脾臓 ⑫膵臓 ⑰副腎 ⑲輸尿管 ㉕リンパ節（全体）㉖股関節（内側）㉘横行結腸 ㉙下行結腸 ㉚S字結腸 ㉛直腸 ㉜肛門 ㉝肝臓 ㉞胆のう ㉟上行結腸 ㊱回盲弁 ㊳扁桃（のど）㊴リンパ節（首）㊵リンパ節（肺）㊶股関節（外側）

❷に対応する反射区＝⑭背骨（上部）⑮背骨（中部）⑯背骨（下部）㉒肩 ㉓ひじ ㉔ひざ

❸に対応する反射区＝⑪胃⑬十二指腸⑱腎臓⑳膀胱㉑小腸㉗子宮・前立腺㊲リンパ節（胸）㊷卵巣・精巣

❹に対応する反射区＝②目 ③耳鼻 ④頸椎 ⑤甲状腺

❺に対応する反射区＝⑥副甲状腺

❻に対応する反射区＝①大脳 ⑦間脳

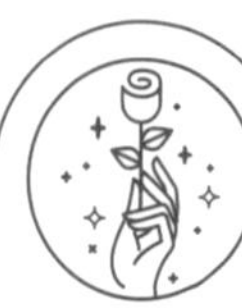

手のひらを押すだけで、体がぽかぽか温まる！

手のひらの反射区を押すと、対応する器官や臓器が活性化するのはもちろん、カラダ全体の調子が良くなります。手のひらを押すことで、自律神経が整うためです。

自律神経は、血液やリンパ液などの循環や、呼吸、栄養素の代謝など、生命にとって重要な機能を調整している神経で、「交感神経」と「副交感神経」の2つから成り立ちます。

自律神経が整うことで、体の末端から全身にかけての血流やリンパの流れが良くなり、体全体が温まっていきます。こうした「手のひら押しと体温アップの関係性」は次の第1章で詳しく説明しますが、多くの人が悩まされる**「体の冷え」は、手のひら押しによって改善されること**をぜひ知っておいてください。

手のひらをギューッと押すと、自律神経がその人にとって一番良い状態になります。それにより、体がぽかぽか温まり、**免疫力や自然治癒力がアップ**するのです。

「7秒手のひら押し」でカンタン温活！

手のひらをギューッと押すと、自律神経が整いカラダが温まる！
「手のひら押し」の効果を実感してみよう。

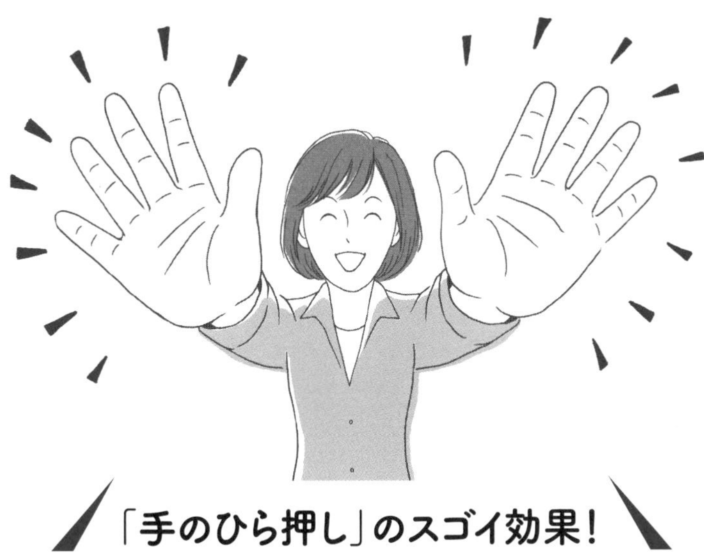

「手のひら押し」のスゴイ効果！

★自律神経が整いカラダが温まる！

★免疫力や自然治癒力がアップ！

★反射区に対応する器官が活性化！

★カラダの悪いところが分かる！

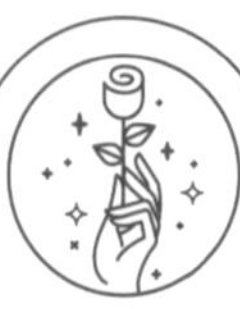

手のひらで、血液やリンパの状態が分かる

足がむくんで靴が入らない…、顔がむくんで目が小さく見えてしまう…、そんな経験をしたことが、少なからずあることと思います。むくみとは一般的に、血管やリンパ管の中にある水分が外側にしみ出して、細胞と細胞の間に過剰な水分がたまった状態をいいます。つまり、血液やリンパの流れが悪くなると、それがむくみとなるのです。更年期になるとむくみやすく、冷えやストレスのひどい人はむくむことが多いともいわれます。

むくみは、手のひらを押して改善することができます。同時に多くの女性の悩みである「冷え」を取り除き、体を温めてくれます。足がむくんでいるときに「全身のリンパ」や「心臓」の反射区を押して、「足が細くなった！　足がポカポカしてきた！」という方がたくさんおられます。**あなたも手のひらを7秒ギューーッと押して、血液やリンパの流れを整えて、**悩みの症状を取り除きましょう！

手のひらとむくみの関係は?

むくみは、血液やリンパの流れが悪くなっている証拠…

リンパ節の場所

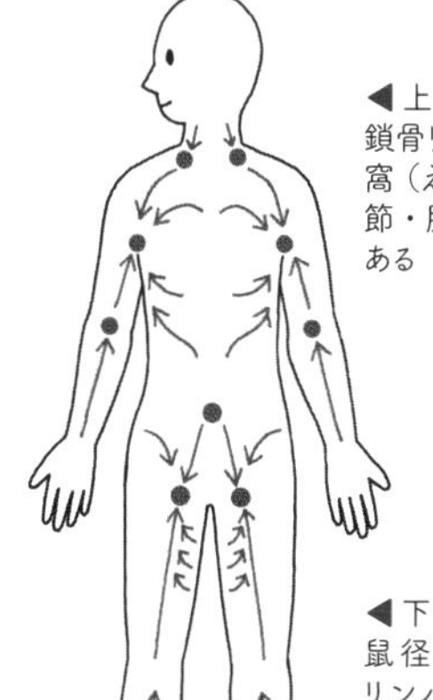

◀上半身には、鎖骨リンパ節・腋窩（えきか）リンパ節・肘リンパ節がある

◀下半身には、鼠径（そけい）リンパ節・膝窩（しっか）リンパ節がある

全身の血管

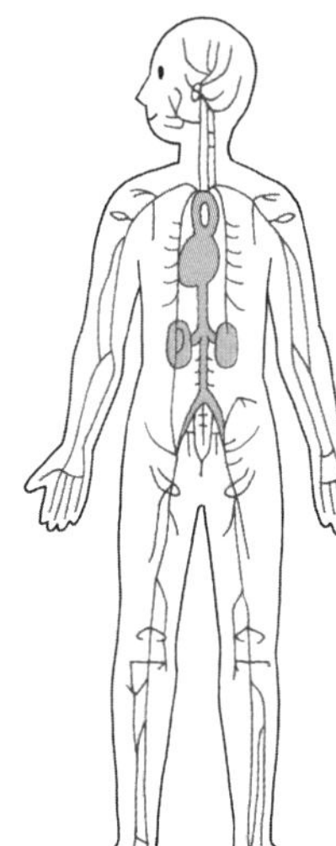

◀上半身には、主に脳の血管・頸（くび）の血管・心臓を養う血管・胴体の太い血管が流れている

◀下半身には、主に脚（足）の血管が流れている

むくみとは、血管やリンパ管の中にある水分が外側にしみ出し、細胞と細胞の間に過剰な水分がたまった状態

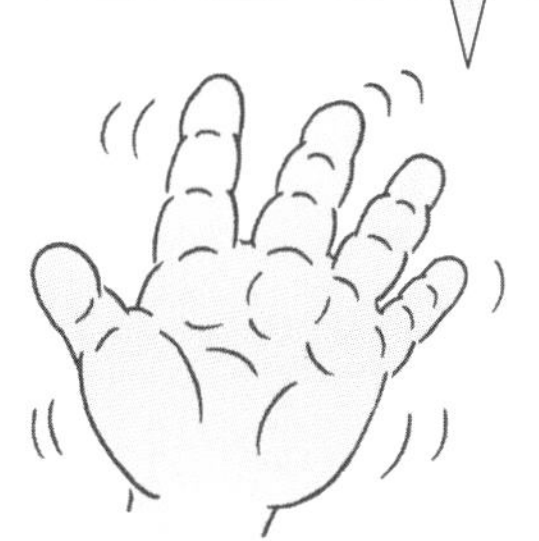

! むくみは手のひら押しでサヨナラ!

むくみは手のひら押しによって改善できます。血行やリンパのめぐりを良くして体の不調を取り除きましょう!

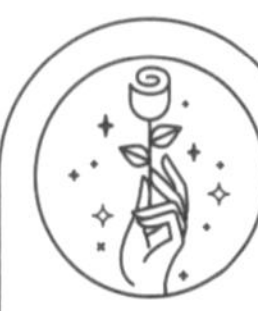

手のひらは、あなたの健康を映す「鏡」です

先にもお伝えしましたが、手のひらは、あなたのカラダの状態を映し出す「鏡」です。反射区は手のひらだけでなく、足裏や顔、歯茎、耳たぶなどにもありますが、目で見てしっかり観察できるのは「手のひら」や「手の甲」だけです。

反射区は、対応する器官や臓器の状態をそのまま反映します。たとえば、色の白い反射区は対応する器官の血行が悪く、シワがあるところは機能がダウン気味、シナシナだったら水分不足、押して痛みを感じるときは老廃物や不要物がたまっているなどです。

その反射区をギュ一ッと押すと、ピンク色になったり、シワが薄くなったり、フワッと膨らんだり、目で見た変化が訪れます。痛みやコリは老廃物が流れるまでに少し時間がかかりますが、やがて改善していきます。**手のひらの変化は、対応する器官が良くなったこと**をあらわします。手のひらは、まさに、あなたの健康を映す「鏡」といえるのです。

手の反射区は体の各部とつながっている！

反射区は、カラダのあらゆる器官や臓器につながる末梢神経が集まっているところ

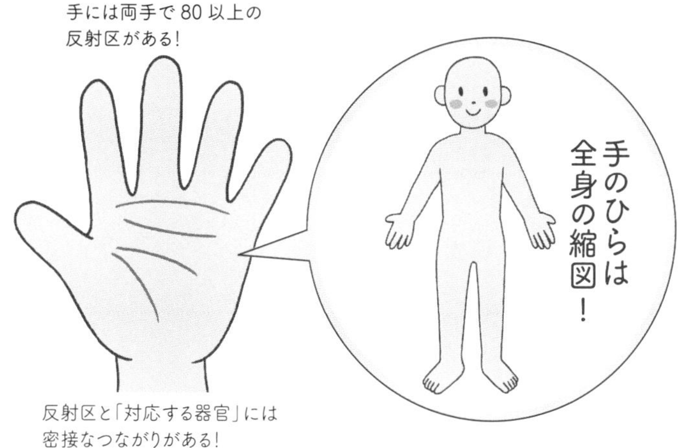

「反射区」と「ツボ」の違いとは？

ツボがピンポイントの「点」であるのに対して、
反射区は「面積と深さのある立体」なので押しやすい！

「この辺かな？」と
思ったあたりを
押せばOKです

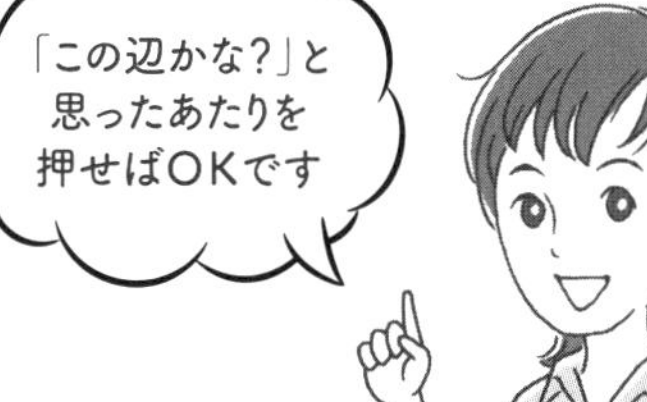

★反射区
ツボが全身にあるのに対して、反射区は「手のひらや甲」「足の裏」などに集まっています。

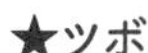

★ツボ
ツボは見えなかったり手が届きにくい場所にあるため、時には刺激しにくいこともあります。

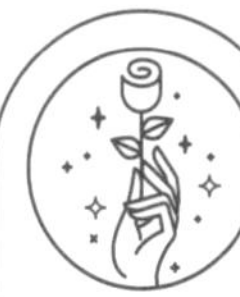

手のひらは、どんなふうに押すと良い？

「手のひらは、どのくらいの強さで押すと良いですか？」「コツはありますか？」「痛いと続けることができません。解決策はありますか？」そんな質問をいただきます。

手のひらを押す強さは、「ふつうのグミがつぶれないくらいの力」で十分です。フンヌーッと力を入れるのではなく、「押す場所」と「押す側の指の角度」を工夫します。

同じくらいの強さで押しても、「痛いけど気持ちいいかな」と感じる箇所と、痛くてガマンできない箇所があります。個人差はありますが、反射区を押したときの痛みは、対応する器官が「元気だから痛くない」→「疲れているから痛い」→「疲れ過ぎていて痛くない（感じない）」という順番になります。最初は「痛いけど気持ちいい」くらいから始め、少しずつ強くしていきましょう。反射区への刺激が強いほど効果が早くあらわれますが、痛くてガマンできないときは、さすったり温めたりするだけでも効果があります。

「手のひら押し」の効果を高めるために

1 反射区はいつでも、何度押しても大丈夫！

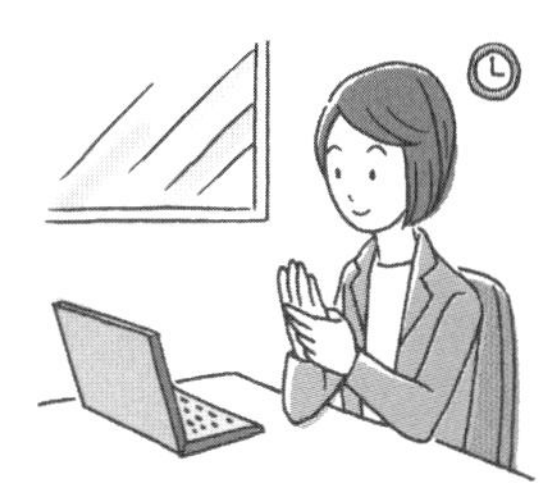

反射区は押せば押すほど元気になります。大切なのは、「いつ押すのか」よりも「日常的に押す」ことです。

2 反射区を押したあとは水分補給が大事

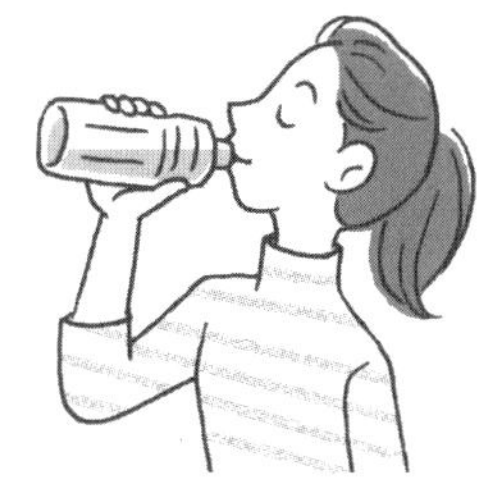

コリがほぐれて流れ出した老廃物を排出するために、反射区を押したあとは水分を摂るのがおすすめです。

3 温めてから押すと痛みが弱くなる

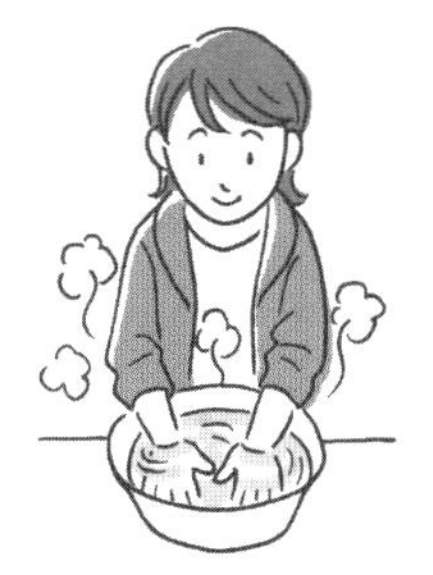

押し始める前に手のひらを温めておくと、押すときの痛みが和らぎます。お湯につけて温めるのが効果的です。

4 解毒中に気をつけたいコト

反射区を押して体の滞りをほぐすと、凝り固まっていた老廃物が流れ出るため、一時的に体調が悪くなったと感じることがあります。悪いものを外に出している証拠で、数日間から数週間で落ち着きます。

高血圧が正常に。肺がんも寛解することができた！

佐々木桂子さん（53 歳）

今でこそすっかり元気なわたしですが、以前は様々な病気に悩んでいました。たとえば、上の血圧は 180mmHg 近く、白血球数はいつも C 判定。どんなに頑張っても変わりません。

ところが「取りあえずやってみようかな」と思って手もみをしたその日から、わたしの人生が変わりました。1 か月半後に血圧は正常値に、2 カ月後には白血球数が正常範囲になったのです。そして本当に驚くことに、医師から「肺がん」と宣告された再検査では、がん細胞が発見されませんでした。

自身の開催するダイエット教室に手もみを加えたところ、お客様の病気が治ったり、ダイエット効果が高まったりしています。手もみは、心身両方に効く最高の健康法です。

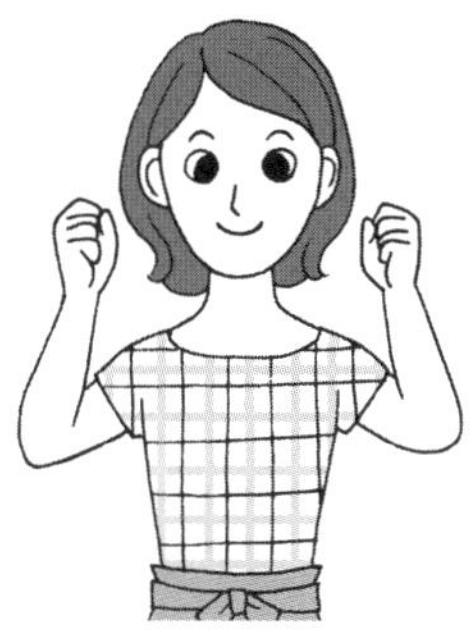

体温が上がる！手のひら押しのスゴイ効果

疲れやすくなったり、肩こりや腰痛、頭痛に悩んだり、肌のかさつきやくすみが治らなかったり、そんな不調の原因が「冷え」であることが少なくありません。手のひらをギューッと押して自律神経を整えて、つらい冷えとお別れしましょう！

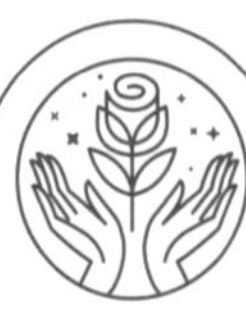

手のひら押しで体温を上げて、不調を改善しよう！

「冷え症」とは、体の一部や全身が冷たく感じられてつらい症状のことで、基準となる体温はありません。そのため「冷えがきつくて足や指先が氷のようなのに、平熱なのでつらさを分かってもらえません…」と悩む方々は多くおられます。

冷え症が引き起こす症状は様々で、肩こりや腰痛、頭痛だけでなく、肌荒れ、かさつき、たるみ、かゆみ、じんましん、膀胱炎、便秘、不眠、発汗、歯周病など、冷え症からくるとは想像できないものもたくさんあります。深刻な病気につながることもあります。

冷えは、体のどこかに必ず問題を引きおこします。西洋医学では「冷え」の診断法や検査法、治療法がないため治すことが難しいとされますが、「手のひら」を見て冷えの原因を突き止め、**反射区を押して対応する器官を活性化すれば、冷えを改善することができる**のです。また、オーバーヒートしている器官があるときは、適温にすることもできます。

◆手のひらを押して、冷えが改善されるのはなぜ？

西洋医学において「冷え」は病気ではなく、血行不良などの不調によって起こると考えられています。「手足が温かくて血行が良いので、わたしは冷え症ではありません」という方に会ったとき、手のひらが赤みがかっていたり、熱過ぎたりして、「これはちょっと怪しいぞ」と感じたら、こんな質問をしています。

「手のひらで、二の腕を包み込むように触れてみてください。そのときに、手のひらと腕とでは、どちらを温かいと感じますか？」

あなたは、いかがでしょうか？ **冷えを感じていなくても、手のひらのほうが温かい人は、冷え性です。**手のひらがほてっているため気づきにくいのですが、体の中心が冷えています。

冷えの原因となる血行不良の多くは、自律神経の乱れによって起こります。**手のひら押しで自律神経が整うことで、「冷え」が改善されます。**そのメカニズムを、次のページから紹介していきたいと思います。

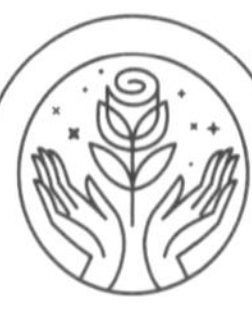

自律神経を整える手のひらの反射区はどこ?

「調子が悪くてお医者さんに相談したら、自律神経の乱れです、といわれて、どうすれば良いか分からず困っています」…そんなご相談にみえる方がおられます。確かに自律神経は臓器とは違って形がないため、実態を把握しにくいように感じます。けれどももちろん**手のひらを見れば、その状態を読み解くことができます。**

16ページでお伝えしたように、自律神経は**「交感神経」と「副交感神経」**の2つから成り立ちます。「交感神経」は背骨上部や中部の脊髄のあたりから、「副交感神経」は間脳下部や背骨下部の脊髄のあたりから、各器官へと伸びています。

つまり、間脳や背骨下部の反射区からは「副交感神経」の状態を、背骨上部や中部の反射区からは「交感神経」の状態を知ることができます。そして、その反射区を押すことによって、自分の力で、目には見えない「自律神経」を整えることができるのです。

手のひら押しで自律神経を整える！

手のひら押しで自律神経を整え、体を温めよう！

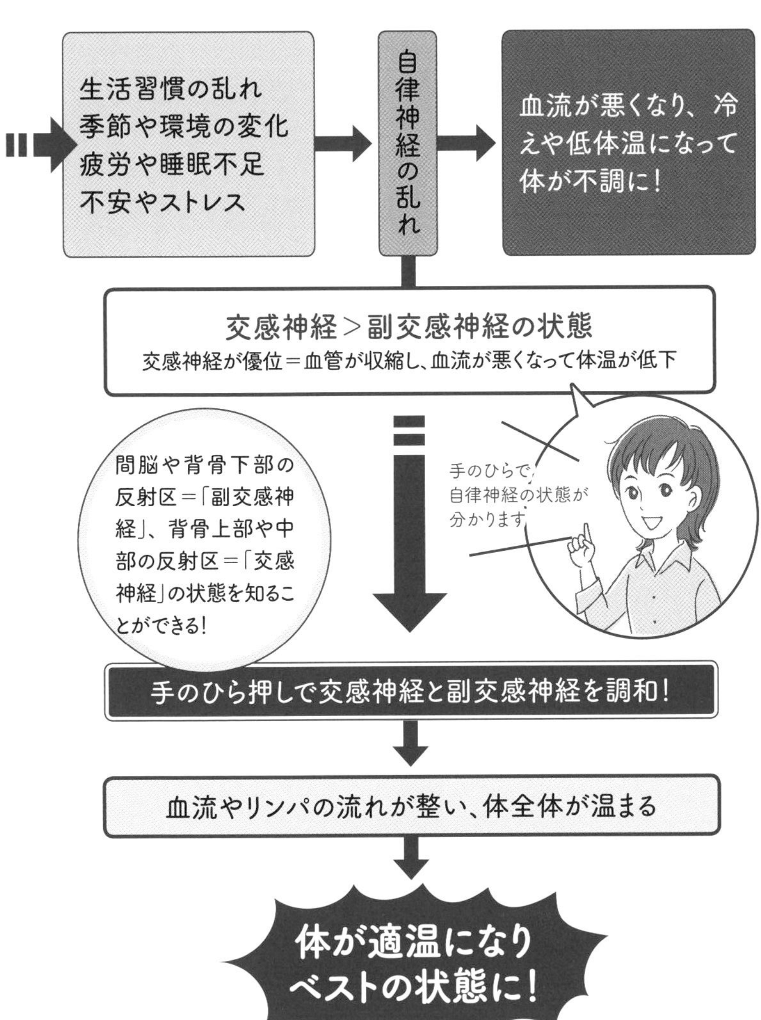

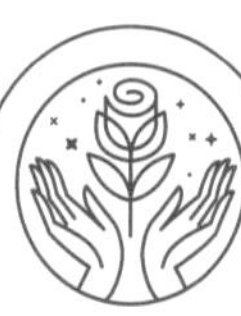

冷えた器官を温める、手のひら押しのポイントは？

冷えの大きな原因が「自律神経の乱れ」であることはすでにお話しましたが、それでは、人それぞれ冷えたり冷えを感じたりする場所が違うのはなぜでしょう？　それは、冷えやすい器官や臓器に個人差があるためです。「体質」というと分かりやすいでしょうか。「体質は持って生まれたものだから治らないのでは」と、心配しないでください。手のひらを観察して、白っぽかったり、シワがよっていたり、フニャフニャしたり、逆にカチコチだったり、そんな反射区を見つけましょう。それは、対応する部位の血行が悪くなっているサインです。反射区をギューッと7秒押すことで、少しずつぬくもりが戻ります。

冷えの改善事例が最も多いものは、「甲状腺」や「首のリンパ」などの反射区です。「甲状腺」が健全に保たれることでカラダの燃焼スイッチが入り、「首のリンパ」が活性化することで、皮ふに近くて冷えやすい頸動脈がぽかぽかになるためです。

「冷え」はカラダになぜ悪い？

体が冷えると血液やリンパの流れが悪くなり、動脈硬化が進んだり、代謝や免疫力が低下して病気のリスクが高まります

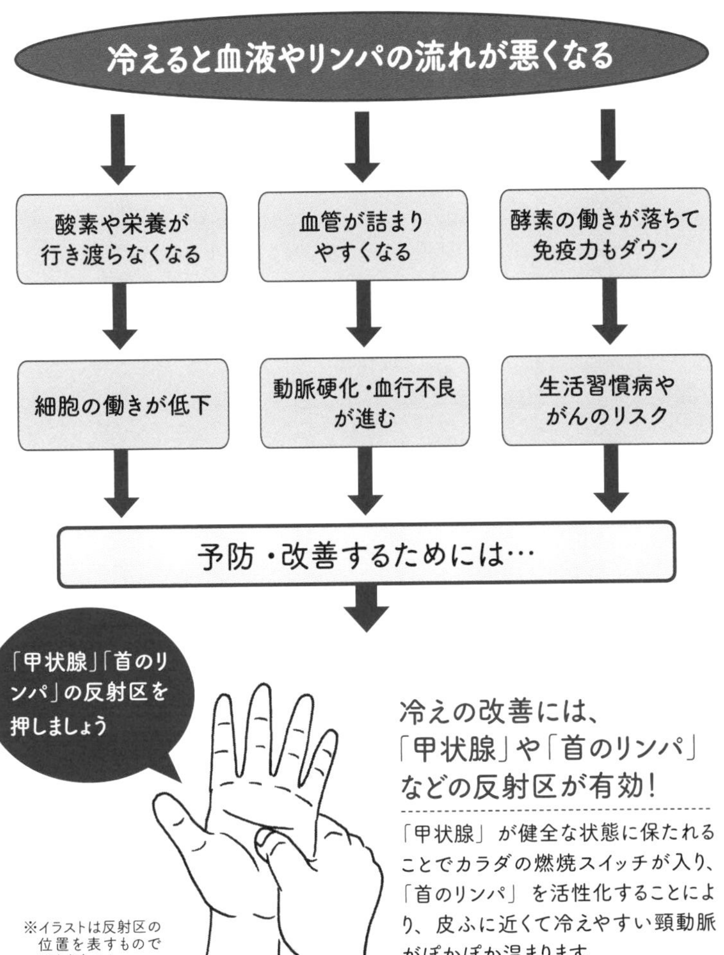

冷えの改善には、「甲状腺」や「首のリンパ」などの反射区が有効！

「甲状腺」が健全な状態に保たれることでカラダの燃焼スイッチが入り、「首のリンパ」を活性化することにより、皮ふに近くて冷えやすい頸動脈がぽかぽか温まります。

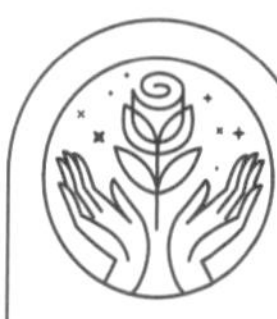

手のひら押しが自然治癒力を高めるのはなぜ？

私たちのカラダには生まれつき備わっている「自然治癒力」があり、病気になったりケガをすると、自分の力でそれらを治そうとするシステムが働きます。その力こそが、私たちの健康と美容を守ってくれる最強の戦士です。どんなに優れたお医者さんや新薬があっても、自然治癒力がなければ、まったく意味を成しません。

ところが、どんな強いものにも弱点はあります。自然治癒力は精神的・物理的なストレスに弱く、ストレスが加わると、私たちの心が塞ぎこむのと同じように活動レベルを下げてしまいます。そんなときは自然治癒力を再び高めるために、手のひらをギューッと押しましょう。押す場所は、**自然治癒力そのものを活性化する間脳、副腎、卵巣（男性の場合は精巣）**と、**ストレスを緩和する大脳の反射区**がおすすめです。

特に夜中のストレスは、心身のダメージを大きくします。すぐに対処をしてください。

カラダを健康な状態に戻す「自然治癒力」

自然治癒力を高めるには、体温を適温に保ち、自律神経の乱れを防ぎながらリラックスした状態でいることが大事です

自然治癒力 ＝ **自分の力で病を癒し、治す自然の力**

自律神経 ↔ ホルモン ↔ 免疫

カラダを健康に保つには、自分の体温を常に適温に保つことが大切です。その上で、自律神経や体内のホルモンバランスを整えることで免疫力が備わっていきます。その結果として、「自然治癒力」という健康パワーを手にすることができるのです。

自然治癒力を高めるための反射区は？

「間脳」「副腎」「卵巣・精巣」、ストレスを緩和する「大脳」の反射区が有効

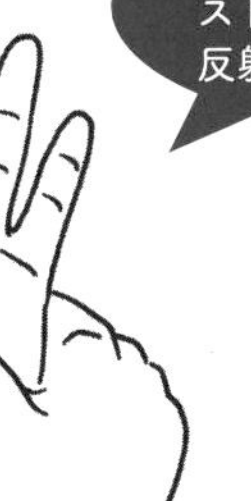

※イラストは反射区の位置を表すものではありません

手のひら押しで病気にならないカラダづくりを！

自然治癒力を高めるための手のひらの反射区は、間脳、副腎、卵巣（男性の場合は精巣）と、ストレスを緩和する大脳の反射区がおすすめ。病気にならないカラダづくりのために、自然治癒力を高める手のひら押しをマスターしましょう。

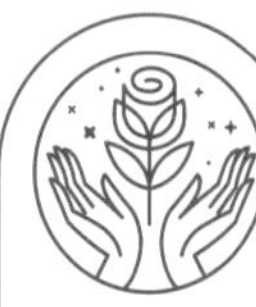

手のひら押しは、即効性のある最強の「冷えとり法」

運動したり食事に気を配ったり、サプリを飲んだり、マッサージをしたり、カラダを温める方法には様々なものがありますが、「いつでも、どこでも、すぐにできる」、そして「カラダの状態を観察することができる」「冷えの原因を突き止めてその場で改善することができる」という特徴を持つのは、手のひらだけです。

「厚着をしているのに寒くて、手のひらを見たら肺の反射区の色が真っ白でした。びっくりしてギューッと押したら、手のひらがピンク色になるのと同時にフワッと温かくなりました。冷たい空気を吸って、肺が冷えていたのですね」「腰が痛くて反射区を押したところ、痛みが引くのと同時につま先がジンジンと温かくなり、ぐっすり眠ることができました。自分でも気がつかなかった冷えを、治すことができました」といった声が多くあります。あなたも手のひらを押して、つらい冷えを改善してください！

「いつでも+どこでも+すぐできる」冷えとり健康法

手のひらだから、いつでもすぐに「押す」ことができる！ 誰でも毎日続けられる、手っとり早い健康法です

いつでもできる！

家事や仕事の合間でも、気がついたときにいつでも押せます。

どこでもできる！

足裏は靴を脱がないと押せませんが、手のひらならどこでもOK!

すぐできる！

「7秒ギューッ」の手のひら押しだから、すぐにできます。

誰でも毎日続けられる「お手軽健康法」

カラダの各器官とつながる反射区をしっかり把握して、手軽に7秒、ギューッと押します

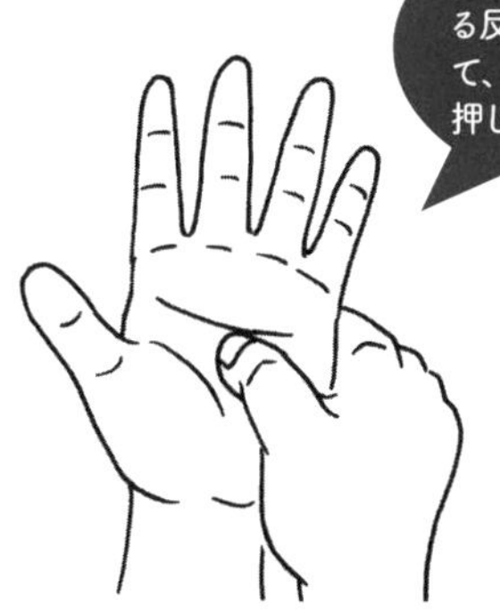

※イラストは反射区の位置を表すものではありません

毎日続けられる「カンタン健康法」！

家のソファでくつろいでいても、電車に乗っていても、旅行先でもOK。いつでもすぐに「押す」ことができるのは、毎日続けていく上でとても重要な要素です。手のひら押しで、冷えを解消していきましょう。

免疫疾患を劇的に改善。2〜4倍の中性脂肪も正常値に！

那須美香さん（44歳）

わたしには、全身性エリテマトーデスという膠原病があります。免疫疾患によって全身がとても痛くなる病気で、1年の大半を病院で過ごしたり、20年以上にわたってステロイド剤を服用したり、そんなことがありました。

手もみを始めて最初に訪れた変化は、クタクタに疲れることがなくなった、ということです。そして、肝機能の低下によって正常値の2〜4倍以上あった中性脂肪がすっかり良くなった頃には、定期検診で「どこも悪いところがない」と言われるまでになりました。

それをきっかけに、わたしの経営するネイルサロンで手もみを取り入れてみたところ、「本当に効く」と大好評です。たくさんの方々の健康を守れることが本当に嬉しいです。

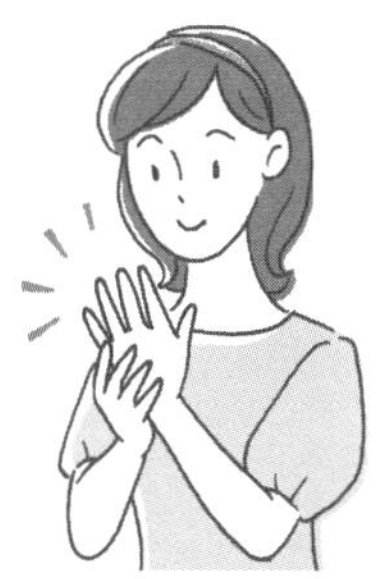

まず、手のひらをチェックしよう！

手のひらを、ジッと見てみましょう。白っぽかったり赤かったり、シワが寄っていたり、様々な箇所が見つかります。それらは、あなたの体調や体質を知る、とても大切な手がかりです。手のひらを観察して、カラダの声を聞きましょう！

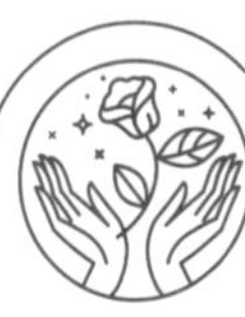

手のひら診断をする8つのポイント

手のひらの反射区を押す前に、まず、手のひらをチェックしてみましょう。ほかのところと比べて、白っぽかったり赤かったり、まだらになったりしているところはありませんか？　軽く押したときに、コリコリする場所や、反対にシナシナな場所、ちょっと痛いところも見つかるかと思います。分かりやすいケースでは、湿疹ができたり、皮がむけて薄くなったり、ヒビやアカギレ、マメができていることもあります。

「水仕事をしているからですよ」「押せば痛いのは当たり前でしょ」…といった声も聞こえてきそうですが、ではなぜ特定の場所だけがそのようになるのでしょうか？　それは、**その反射区に対応する器官や臓器になんらかのトラブルがあるためです。**

これから、**手のひらをチェックする8つのポイント**を紹介していきます。ご自身の両方の手のひらを観察しながら、読みすすめてください。

自分の「手のひらチェック」をしてみよう!

手のひらは一人ひとり違います。じっと見てみると、あなたのカラダの状態を知る手がかりがきっと見つかります

手のひら診断・8つのポイント

❶全体の色 エネルギーや血液の状態を反映します。健康なときは、手のひら全体がピンク色をしています。	**❷色の濃淡** 対応する反射区に、十分な血液が流れているかどうかが分かります。薄いピンク色が理想です。
❸温感 血液の循環に影響されます。手のひらの温度を見れば、自律神経が元気かどうか分かります。	**❹湿感** 乾燥や湿り気により、免疫力や自律神経の状態が分かります。汗は、心の不安定さを映し出します。
❺指先の形・手のひらの凹凸 指先のぷっくり度や手のひらの凹凸で、疲労・ストレスに対する体質をひもといていくことができます。	**❻シワ** その日の体調やストレスによって、手のひらのシワの深さや長さ、形が変わっていきます。
❼硬さ 硬いところはエネルギーが滞り、弾力がないところはエネルギーが足りません。健康なときは、柔らかく弾力があります。	**❽シコリ・痛み** 対応する器官のトラブルと連動しています。押して痛い反射区は、対応する器官に老廃物が結晶化して付着しています。

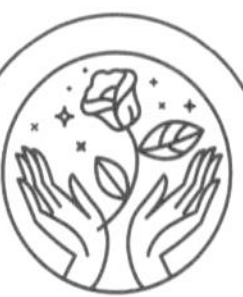

手のひら診断・8つのポイント

①手のひら全体の色　②反射区ごとの色の濃淡

あなたの手のひらは何色ですか？　パッと見て、直感的に判断してみましょう。

「手のひら全体の色」は、そのときの全身のエネルギーや血液の状態を映し出しています。ピンク色なら元気な証拠。白っぽいときはエネルギー不足、黄色っぽいときは疲れがたまっている状態、赤は交感神経が高まっていてオーバーヒート気味、紫色は疲労が極度にたまっているサインです。

また、反射区ごとの「色の濃淡」を観察することにより、対応する器官や臓器の状態をチェックすることができます。色が白い反射区は、対応する器官や臓器に十分な血液が流れておらず冷えていて、機能が低下している状態です。赤っぽい反射区なら対応する部位がうっ血して疲れている状態、紫色なら、その器官や臓器に老廃物がたまり過ぎていることが分かります。気になる反射区を見つけたら、すぐにギューッと押しましょう。

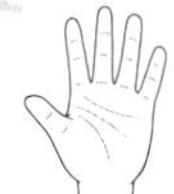

CHECK! 1 手のひら全体の色

エネルギーや血液の状態を表します

ピンク色の手のひらが健康な状態。エネルギーが欠乏すると白っぽく、過剰すぎると赤や紫になります。

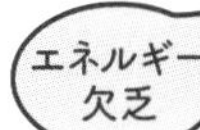

エネルギー
過剰

◀ 白い手のひら
エネルギー不足の状態。血液やリンパ液の流れが悪く、血液をつくり出す力が不足気味です。

◀ 黄色い手のひら
疲労がたまった状態で、解毒をつかさどる肝臓の働きが鈍り、疲労物質の分解が滞り気味です。

◀ ピンク色の手のひら
元気な証拠です。ただし、グラデーションが少ない場合はストレスがたまっているサインであることも。

◀ 赤い手のひら
エネルギー過剰の状態で、局所的に赤みが強いところは、対応する器官がオーバーヒート気味です。

◀ 紫っぽい手のひら
疲労やコリがたまり過ぎて、血液やリンパが停滞した状態です。体の疲労が心に影響を与えることもあります。

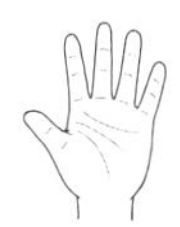

CHECK! 2 反射区ごとの色の濃淡

色の白い反射区があると要注意です

色が白い反射区は、対応する器官に十分な血液が流れていないため、十分に機能できていない状態です。

赤っぽい色や紫色の反射区はありませんか？

【赤っぽい反射区】赤っぽい色の反射区は、対応する器官がうっ血して疲れています。
【紫色の反射区】紫色の反射区は老廃物がたまり過ぎているサインです。

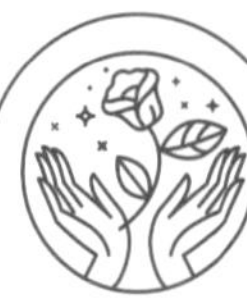

手のひら診断・8つのポイント

③手のひらの温感　④手のひらの湿感

手のひらの「温かさ」と「湿り気」から分かるのは、自律神経や免疫力の状態です。ぽかぽかと温かく、ビニール袋をスムーズにめくることができるようなら最高です。

「温感」は、自律神経が支配する血液循環に左右されます。冷たいときは、血液の流れが悪く酸素の供給が少ないため、疲れやすく、病原体に感染しやすくなっています。熱いときは、交感神経が過剰に働いているため、イライラや不安、不眠になることがあります。

「湿感」は、乾いているときは、皮脂膜を構成する成分をつくる小腸が疲れて免疫力が下がり気味、湿り気が多いときは、自律神経が乱れて心身が不安定な状態になっています。

反射区を押すことで、温感や湿感を変えることができます。誰よりも冷たい手をしていた方が、手のひらを押して温かい手の持ち主になることも少なくありません。手のひらを押すことで、自律神経を整えて、免疫力をアップすることができるのです。

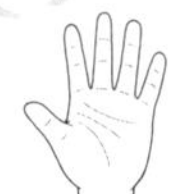

CHECK! 3 手のひらの温感

手のひらの温度は血液の循環に関連

手のひらをさわると、冷たいときや温かいときがあります。血流によって温感の違いが感じられるのです。

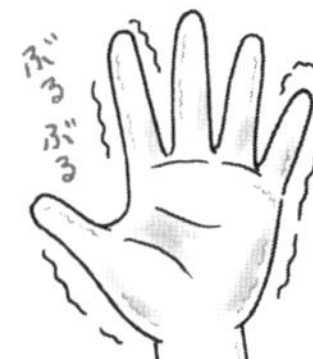

◀ 冷たい手のひら
自律神経の働きが弱まっているサイン。末端まで十分な血液が流れず、酸素の供給が少ないために細菌やウイルスに感染しやすいともいえます。

熱い手のひら ▶
体を緊張させる交感神経が過剰に働いて、様々な器官がオーバーヒートした状態。イライラや不眠などの症状が出ることも。

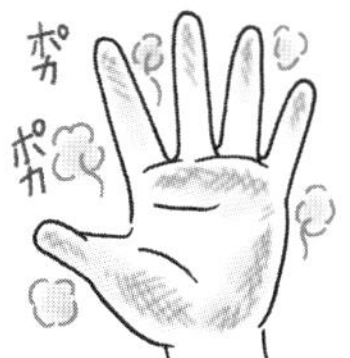

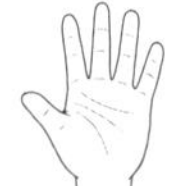

CHECK! 4 手のひらの湿感

乾燥か湿っているかをチェック

手のひらの湿感は、乾燥しているか、湿っているかをみることが大事。普段から健康な手のひらの状態を覚えておきましょう。

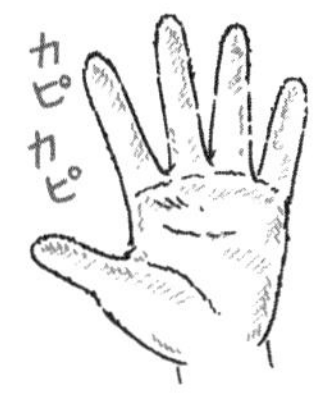

◀ 乾燥している手のひら
皮ふは皮脂腺に守られていて、皮脂腺を構成する成分の多くは小腸でつくられます。乾燥を防ぐには、小腸を健全にして皮ふのバリア機能を高める必要があります。

湿っている手のひら ▶
手のひらが湿る原因に汗があります。手のひらの汗は「精神性発汗」であり、自律神経にダメージを受けている証しです。

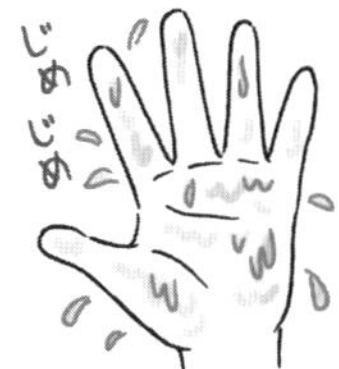

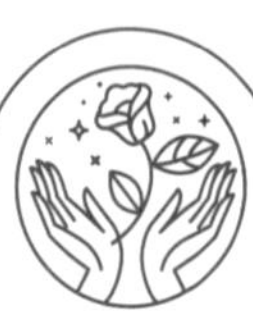

手のひら診断・8つのポイント
⑤指先の形・手のひらの凹凸　⑥手のシワ

「指先の形・手のひらの凹凸」から分かるのは、疲労やストレスに対する体質です。

ぷっくりしている指先が多い人は、リンパ液が指先まで流れてきているものの、カラダに戻りにくい傾向があります。ぎりぎりまで頑張ったときに体調を崩すと、長びくことがあります。一方、ほっそりした指先が多い人は、リンパ液が体の末端まで流れていきにくい性質です。疲れを感じたときにコマメに休憩することで、早く回復することができます。

手のひらの凹凸を見ると分かるのは、ストレスに対する耐性です。しぼんでいるときは全体的に代謝が落ちていて、膨らみ過ぎのときは過剰に働き過ぎています。

また、シワは、手相を見るときに参考にする深いシワではなく、**反射区にできる4種類のシワを観察**します。深さや長さ、形によって、対応する器官の状態が分かります。左ページのイラストを見て、シワのある反射区をしっかり押しましょう。

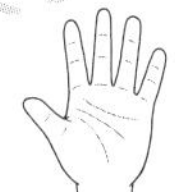

CHECK! 5 指先の形・手のひらの凹凸

疲労やストレスへの体質が分かります

ひょっとしてあなたは疲れやすい体質？　指先の形や手のひらの凹凸からは、疲労やストレスに対する体質が分かります。

指先の形

◆ ぷっくりしている
リンパ液が指先まで流れてきているものの、戻っていきづらい傾向があります。一度体調を崩すと長引きがちです。

◆ ほっそりしている
リンパ液が末端までスムーズに流れていきにくい傾向があります。疲れを感じるのが比較的早い体質といえます。

手のひらの凹凸

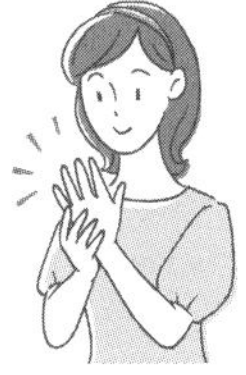

適度な凹凸があるのは、ストレス耐性の強い証し。いつもよりしぼんでいるときは、全身の代謝が落ち気味です。

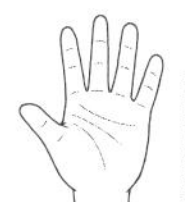

CHECK! 6 手のシワ

体調やストレスで形などが変わります

その日の体調やストレスによって、深さや長さ、形が変わります。親指の付け根や指の腹の反射区にあるシワを参考に。

①深くて短いシワ	②浅くて長いシワ	③星型のシワ	④ちりめん状のシワ
I	|	⋇	井
親指の付け根の「胃腸」の反射区に出ることが多く、長期的な疲労を表します	対応する器官の、軽度な直近の不調を示しています	対応する器官が強いストレスを受け、機能を限界まで使ったことのあるサイン	対応する器官が先天的に弱いことを表しています

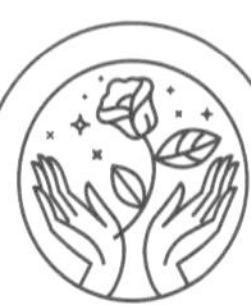

手のひら診断・8つのポイント

⑦手のひらの硬さ　⑧シコリや痛み

反射区の硬さから分かるのは、対応する器官や臓器のエネルギーの度合いです。元気な部位の反射区は、赤ちゃんのホッペや猫の肉球のような、柔らかな弾力があります。一見柔らかくても弾力がなくシナシナしているときはエネルギーが足りなくて、パンパンで硬いときは緊張してコリがありエネルギーが滞っている状態です。

シコリや強い痛みがあるところには、老廃物がたくさんたまっていたり、重大な疾患が隠れていたりする可能性があります。子宮筋腫の方の子宮の反射区にシコリがあったこと、がんのある部位の反射区に硬いシコリがあったこと、ほかにも、そのようなことが実際に多々ありました。そして、反射区を真剣に押すことで、その方たちは見事に病気を克服しました。必要なときは医師の治療を受けながら、手のひらを押すことも大切です。自己治癒力が高まって回復を助け、薬の副作用を緩和することもできます。

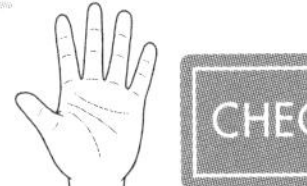

7 手のひらの硬さ

柔らかくて弾力があれば元気な証拠

元気な器官に対応する反射区は、血液やエネルギーの流れが良いため、柔らかくて弾力があります。

◆ 全体的に硬い手のひら

全身のエネルギーや血液の流れが停滞している状態。感触がパカパカしているようなときは、疲労が限界近くまで達しているサインです。

◆ 親指の先が硬い手のひら

脳を使い過ぎて頭がパンクしそうで、怒りやストレスをため込んでいる状態。右手は理性を、左手は感情の疲労を表します。

◆ 親指の付け根が硬い手のひら

胃腸の疲労を表し、消化機能が落ちている状態です。心身の倦怠感が増し、免疫力低下の心配も。

◆ まん中のくぼみが硬い手のひら

古いエネルギーが滞ってしまい、新しいエネルギーを取り入れられない状態です。

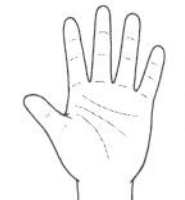

8 シコリや痛み

対応する器官のトラブルと直結

◆ 押して痛いところは滞っている

痛みやシコリを感じるのは、対応する器官が充血しているから。痛みが強いほどトラブルも大きいといえます。

◆ 自覚症状の前に痛みやシコリが出ることも

トラブルの「前兆」であり、この段階で手のひらを効果的に押せば、未病のうちに対処できます。

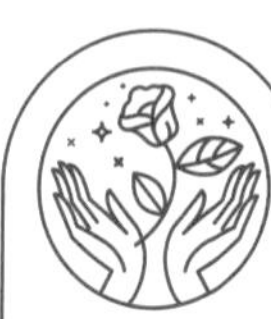

「手の甲」も観察してみましょう

次に、「手の甲」を見てみましょう。手の甲全体から分かるのは、主に「上半身のリンパ」の状態です。それぞれの指から伸びる「筋(すじ)」が、手の力を抜いて机の上に乗せたときには見えなくて、軽く反らせたときに見えるのが理想の状態です。

あなたの手の甲は、いかがでしょうか？　10人中7～8人の方の手の甲は、**軽く反らせても筋が見えずプックリしています。それは、上半身のリンパが滞っているサイン**です。

上半身のリンパが滞ると、反射区が指先にある器官（大脳、間脳、目、耳鼻、頸椎、甲状腺、副甲状腺）に不調があらわれることがあります。たとえば、耳鳴りがするため、薬指と小指の先にある耳鼻の反射区を観察しても異常が見られず、押し続けても改善しないとき、**プックリしている手の甲の薬指と小指の筋の間をギューッと押す**ことで、ガンコな耳鳴りがすっきりすることもあるのです。

あなたの手の甲、プックリしていませんか？

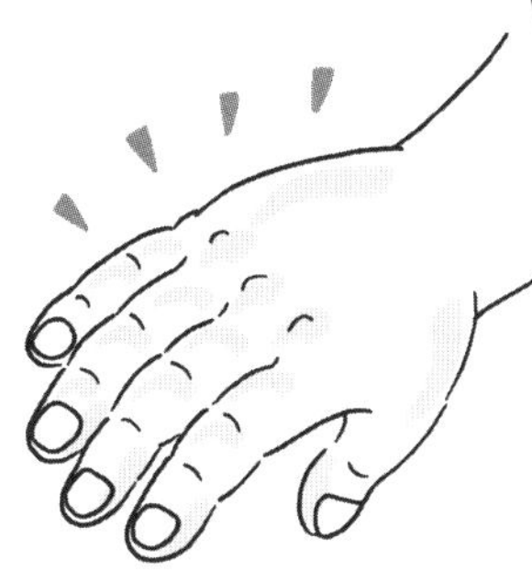

「上半身のリンパの滞り」が主な原因です！

上半身のリンパが滞ると、臓器や器官そのものに問題がなくても、目や耳鼻、脳や頸椎、甲状腺など、「手の指にある反射区」に対応する部位の不調となって表れることが多くあります。

「首のリンパ」の反射区を押すと、その場で症状が改善することも！

手の甲がプックリしたときは、「首のリンパ」の反射区を押すと、その場で症状が改善することがあります。

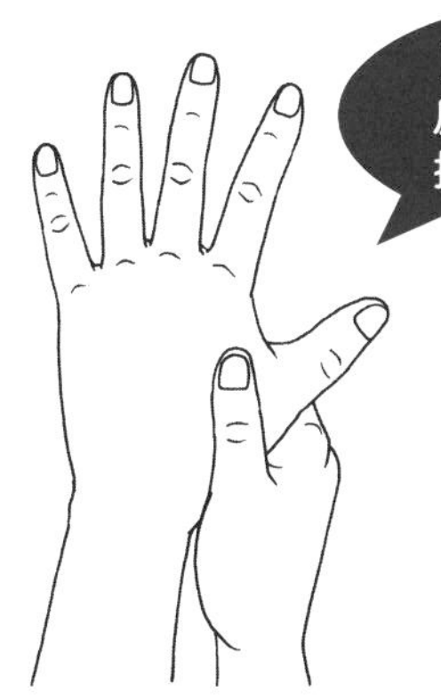

手の甲がプックリしている人は全身がむくみやすい

体重も減りにくい傾向がありますが、反射区を3カ月間押しただけで、手の甲のプックリがなくなり、自然に体重が15kg以上落ちた方もおられます。

※イラストは反射区の位置を表すものではありません

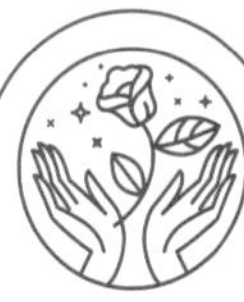

左右の手を見比べて、周りの人とも比べよう

顔が左右対称でないように、手のひらも、右と左で異なります。よく見ると、シワの位置、指の太さ、色味など、様々なところが違います。**体に2つある器官や臓器は特に、両手の反射区を見比べる**ことで、それぞれの状態が分かります。たとえば、左手の手のひらのまん中の色が白ければ、「ふむふむ、左の腎臓のほうが疲れているようだ」と気がついて、左手の反射区を押す回数を増やしたり、左側の腰をさすったり、左側を上にして眠ったりしていたわることができるのです。両方の手を、しっかり見比べてみましょう。

また、**手のひらを周りの人と比べることも大切**です。自分の手は見慣れているため、体からサインが出ていても、なかなかそれに気がつきません。人と比べることにより、「あっ、わたしの指先って赤い。目や耳鼻がうっ血しやすくて、だから花粉症がひどいんだ。ここをしっかり押さなくちゃ」となるのです。意識して、比べる習慣を身につけましょう。

手は比べるほどにモノを言う!?

他の人や、右手と左手を比べることで、自分の手のひらの特徴をより明確に把握することができます

★周りの人と比べてみよう

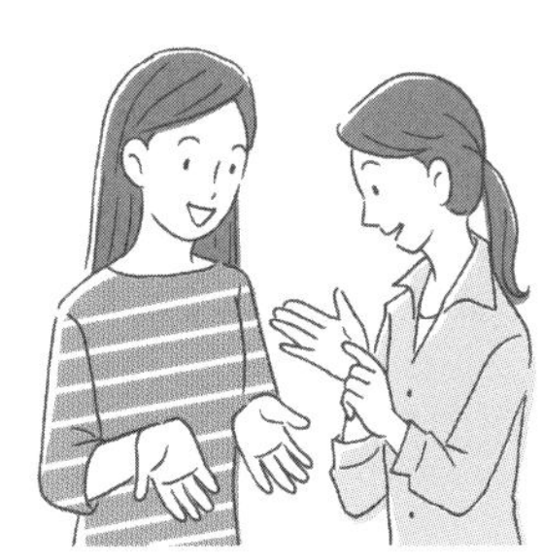

職場の同僚や友人など、近くにいる人と手のひらを見比べてみてください。大きさや色、厚さ、凹凸やシワの入り方、硬さや指の形など、まったく違うことが分かり、自分の手のひらの特徴がつかめます。

★左右両方の手を比べてみよう

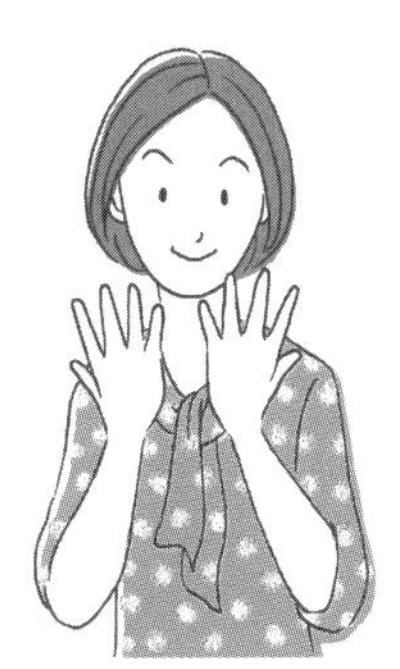

手のひらは、自分の左右両方を見ることも大事。目や耳、肺や腎臓など体に2つある器官は、左右の反射区を見比べることで、どちらの器官が疲れているかが分かるのです。右と左の反射区の違いをチェックしましょう。

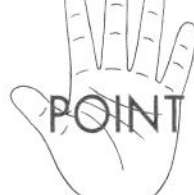

片方だけの反射区も!?

右手と左手のどちらかにしかない反射区もあります。たとえば「肝臓」の反射区は右手薬指の下にありますが、左手の同じ位置は「心臓」の反射区です。左右の反射区を見比べてみるのも興味深いですよ。

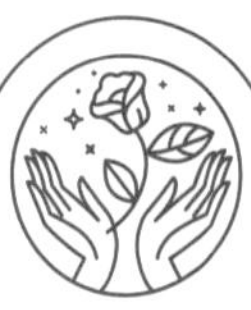

手のひらを見て、滞っている箇所を突き止めよう

体内の器官や内臓などの働きを滞らせないことが、健康なカラダづくりには欠かせません。「新陳代謝を上げて健康に」という言葉がありますが、器官や臓器に滞りがある状態で代謝を上げると、その部位にはさらに老廃物がたまり、むくみも加速していきます。血液やリンパの流れがますます悪くなり、栄養が行き渡らなくなるために冷えも進みます。冷えが多くの疾患や深刻な病気を引き起こすことは、すでにお伝えしたとおりです。

そうならないようにするために、まず「**手のひら診断**」をして、**カラダのどこに滞りがあるのかを突き止めることが大切**。手のひらの色の濃淡やシワ、硬さ、シコリや痛みなどがどの反射区にあるのかを見極めて、それがどの器官に対応しているかを把握していけばいいのです。次の章から、そうした症例ごとの反射区と、その押し方について説明していきましょう。

手のひらからカラダの悪いところが分かる！

「手のひら診断」で反射区をチェックし、カラダのどこに滞りがあるのかを突き止めることが大事！

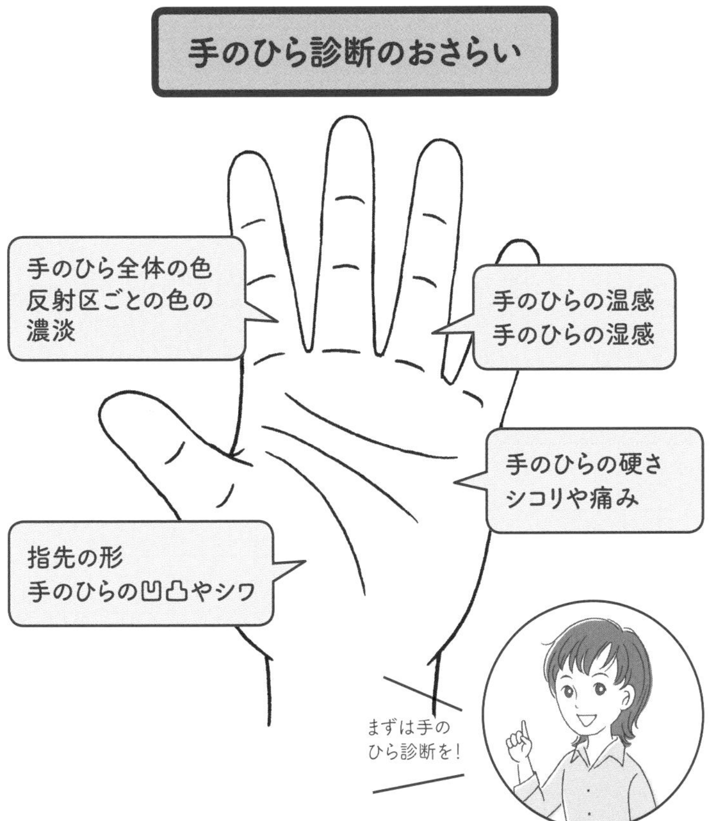

POINT! 手のひらの色の濃淡やシワ、硬さ、シコリや痛みなどがどの反射区にあるのかを見極めて、それがどの器官に対応しているかを把握しましょう！

低体温と便秘が解消されて自然に5キロ痩せていた！

倉橋亜由美さん（49歳）

わたしが手もみと出合ったきっかけは、週に4回以上起こる「こむら返り」です。電流が走るような激痛に、寝るのが怖くなる日々が続いていました。そんな中で手もみを知り、腎臓や背骨下部などの反射区を押して寝たところ、疲労困憊（こんぱい）していたにも関わらず、こむら返りが起こらず、以来一度も起きません。

3か月ほどで35度台だった体温が36度台になり、便秘が解消され、53.5キロあった体重が自然と48.5キロになったのも嬉しい限りです。手もみ以外何もしませんでした。

手もみは、誰にでも効果のあらわれる健康法です。わたしの経営するマッサージサロンの講座で手もみを取り入れたところ、全員の方が、お困りの症状を改善しています。

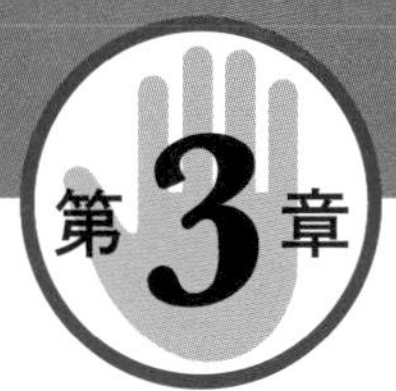

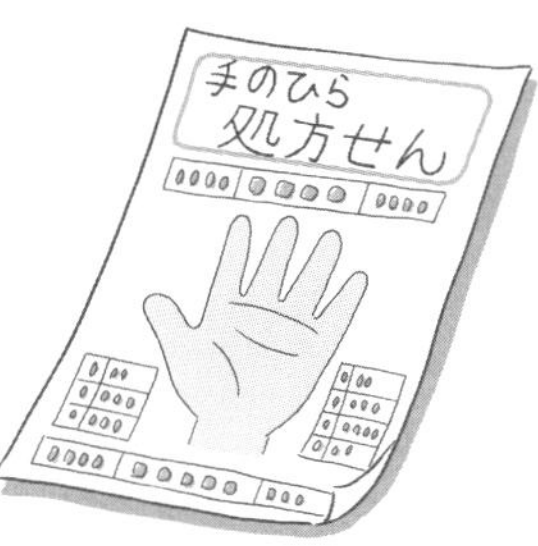

すぐにできるカンタン
"手のひら押し"健康法①

～心身の不調を改善するための「手のひら押しの処方箋」～

手のひらと手の甲には、左右合わせて80以上の反射区があります。反射区を押すことで、対応する器官や臓器の不調を改善することができます。この章では、お悩みの方が多い21の症状に対応する「手のひら押しの処方箋」を紹介します。

「手のひら」で、心身の不調を改善しよう

序章でもお伝えしたように、手のひらには、全身のあらゆる器官や臓器につながる末梢神経が約17000本も走っています。それらの神経が集まる箇所を「反射区」といい、「手のひら」や「手の甲」には両手合わせて80以上の反射区があります。

反射区は対応する器官の状態を「鏡」のように映し出すため、反射区を見ることで、まだ**自覚していない病気や、検査の数値にあらわれていない不調に気づくこともあります。**

また、反射区には、受け取った情報を正確に各器官に伝える特徴もあります。そのため、反射区を押したり温めたりすることで、その器官を健全に保つことができるのです。

医師から「卵巣嚢腫のため摘出が必要です」という診断を受けた方が、カチコチになっていた卵巣の反射区を一生懸命押したところ、摘出をしなくて良くなった、という嬉しい事例もあります。あなたもぜひ、手のひらを見て押して、不調を改善してください。

◆手のひらで不調を改善する2つの方法

手のひらで不調を改善するには、2つの方法があります。

1つは、実際に調子が悪い部位に対応する反射区を押す方法です。「健康診断で肝臓が黄色信号だったので、手のひらを押して改善しました」というようなケースです。

もう1つは、不調そのものではなく、不調の原因となる部位に対応する反射区を押す方法です。「肩こりがひどいけど、肩の反射区はなんでもないな。でも、左側の頸椎の反射区が白くて血行不良のようだから、そこが原因かもしれないので押してみよう」のような流れです。このように、表にあらわれた症状ではなく「本当に悪いところ」を突き止めて、悩みを改善した方々もたくさんいます。

手のひら押しには速効性があり、反射区を押すとすぐに、対応する器官の血液やリンパ液の流れも良くなります。1日3回1週間を目処に続けてもなかなか改善しないときは、別なところに原因のある可能性があります。本書を参考にご自身の手のひらをよく観察して、悪いところを見つけましょう。

症状に合わせた「手のひら押しの処方箋」を活用しよう

心身に不調が起こるとき、それには必ず原因があります。「持って生まれた体質だから仕方ない」という声を聞くことがありますが、決してそうではありません。手のひらを見れば、「この方は、間脳と背骨下部の反射区がペチャンコだから、リラックスしにくく太りやすいな」「こちらの方は、胸のリンパの反射区が青白いから、肌にトラブルが起こりやすいな」ということが分かります。

次のページより、「手のひら診療所」で特にご相談の多い21の症状について、おすすめの反射区をお伝えします。できる限り、なぜその症状が起きて、どうしてその反射区を押すと良いかを添えました。気になる症状が見つかったら、すぐに試してください。

また、すでに治療をしていたり、薬を飲んだりしているときも、並行して進めましょう。**手のひら押しには、治療の効果を高めたり、薬の副作用を減らしたりする効果**もあります。

手のひら診療所～21症例の「手のひら押しの処方箋」

多くの方が悩む21の症状に効果的な手のひらの反射区を一覧表にしました。活性化したい器官や、それに影響を与える器官に対応する反射区を押すだけで、体はもっと元気になります。

処方せん 症状に効果的な主な反射区は？

症状	反射区
① 疲れたときのリフレッシュ	背骨（上部・中部）・間脳
② 冷え症	甲状腺・腎臓・首のリンパ
③ 高血圧	間脳・背骨（下部）・腎臓　ほか
④ 貧血	頸椎・背骨・肝臓・脾臓・心臓
⑤ むくみ	腎臓・副腎・肝臓・甲状腺・膀胱・卵巣・間脳
⑥ 肌荒れ	リンパ節（全体）・副腎・卵巣
⑦ 肩こり	肩・目・肺・首のリンパ・大脳
⑧ 腰痛	背骨・股関節（内側・外側）・輸尿管・間脳
⑨ ひざ痛	ひざ・股関節（内側）・頸椎
⑩ 頭痛	首のリンパ・背骨（上部）・間脳・小腸
⑪ 眼精疲労	目・頸椎・首のリンパ
⑫ 老眼・飛蚊症	目・肝臓・頸椎・首のリンパ
⑬ めまい	耳鼻・首のリンパ・回盲弁
⑭ 耳鳴り	耳鼻・腎臓・大脳
⑮ 胃痛	胃・十二指腸・間脳・肝臓・小腸・甲状腺
⑯ 便秘	S字結腸・間脳・直腸・卵巣
⑰ 尿もれ・頻尿	膀胱・卵巣・精巣・間脳・前立腺
⑱ PMS・生理痛	卵巣・間脳・子宮・肝臓
⑲ 不眠	間脳・副腎・S字結腸・大脳・卵巣・精巣
⑳ うつ	間脳・副腎・卵巣・精巣
㉑ もの忘れ	大脳・間脳・副腎

詳しくは次ページ以降を！

POINT 自分の力で悪いところを改善し、健康を手に入れることができるのが「手のひら押し」です。

手のひら押しの処方箋①

疲れたときのリフレッシュ

仕事でヘトヘトに疲れたとき、イライラしたとき、つらいことが重なって押しつぶされそうになったとき、「リフレッシュしたいな」「自分に負けたくないな」…そんなふうに思ったことはありませんか？　また、そう感じたときに、体調を崩しやすくなったり、ますます落ちこんだりした経験はありませんか？

免疫細胞は、環境の変化やストレスにとても弱いのです。そのため心身に変調が起こると、免疫細胞の働きはガクンと落ちて、身も心もボロボロになってしまいます。これは、科学的に証明されていることで、決してあなたの弱さによるものではありません。

このようなときは、まず、心身を健全な状態に保つ「自律神経」を整えてあげましょう。

手のひらを押して症状を克服した方がたくさんいます。「自分が誰かを癒やしたい」とセラピストの道を歩む方もいます。上手にリフレッシュして、未来をひらいてください。

疲れたときのリフレッシュに効果的な反射区

イライラが募るときは、交感神経が高まって背骨の上部と中部の緊張が強まっている状態。不穏な気持ちをコントロールするために、背骨の上部と中部の反射区を押して、機能が低下気味の内臓を守ってあげると良いでしょう。

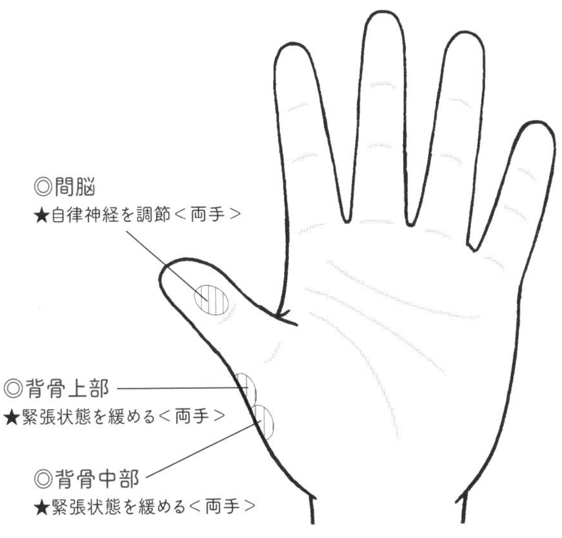

★反射区の押し方（15ページを参照ください：次ページ以降も同様）

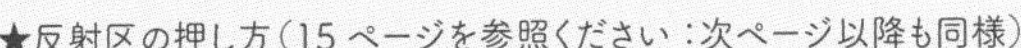

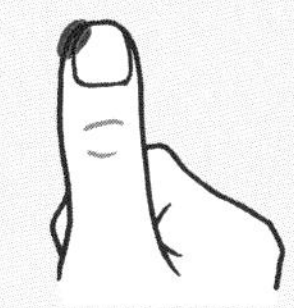

親指の外側の角を使って押す
◎背骨上部＜両手＞
◎背骨中部＜両手＞

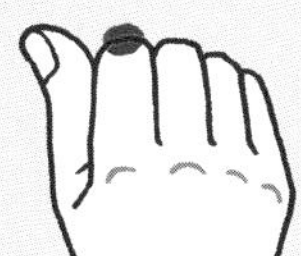

人さし指の第2関節で押す
◎間脳＜両手＞

アドバイス

「背骨上部・中部」の反射区に加えて、自律神経の最高中枢である「間脳」の反射区を押して、交感神経が緊張した状態を緩和するようにしましょう。

手のひら押しの処方箋②

冷え症

ある企業が「冷え症」の実態調査をしたところ、女性は7割以上、男性は約4割が冷え症ということが分かりました。冷えにより血管がギュッと収縮すると、血液中の栄養や免疫細胞が運ばれにくくなり、体はウイルスや細菌と十分に闘えなくなります。それによって、風邪、アレルギー、がんなどの疾病、むくみ、肥満、自律神経の失調、生活習慣病など、様々な不調が起こります。冷え症は、「エネルギー代謝不足」「むくみ」「ストレス」を原因とする3つのタイプに分かれます。それぞれの解決法を見ていきましょう。

◆エネルギー代謝不足による冷え症

ひとが生きていくためには、摂取した栄養素を消化吸収し、活動に必要なエネルギーに変換して利用しなければなりません。それを「エネルギー代謝」といいます。

わたしたちの活動はすべてエネルギーを使って行われるため、エネルギー代謝になんらかの異変が生じると、体の弱いところが病気になったり、低体温になったり、心が不安定になったりするなど、心身に不調や疾患があらわれます。

エネルギー代謝がうまくいかないことが原因で「冷え症」になると、全身が冷えて、寒くて仕方がなくなります。さらに良くないことに、体には環境に順応する機能があるため、脳が体温の設定温度を下げ、体がますます冷えていくという悪循環に陥ります。胃腸の調子がすぐれず、貧血気味の人に多く見られます。

このタイプの冷え症の改善には、**交感神経の働きを活発にしてエネルギー代謝のスイッチを入れる「甲状腺」**の反射区を押しましょう。首を温めるとさらに症状が和らぎます。

◆むくみが原因の冷え症

むくみによる冷え症は、体内の水分バランスが崩れ、「組織液」がたまることで起こります。組織液は細胞を取り囲む液体で、細胞に、血液から受け取った栄養や酸素を届ける役割を担います。そして、これらの原料を元に細胞がエネルギーをつくることによって、体がエネルギーで満たされます。ところが、むくみによって組織液が滞ると、細胞は原料不足のため十分なエネルギーをつくることができず、そこから先の部位が冷えてしまうのです。これが、むくみが原因の冷え症で、体を動かさない人に多い傾向があります。

このタイプの冷え症の改善には、**余分な水分を排出する「腎臓」**の反射区を押しましょう。おなかや太もも、おしりが特に冷えるため、ひざ掛けを使うと症状が和らぎます。

◆ストレスが原因の冷え症

ストレスが加わると「交感神経」のスイッチが入り、体は無意識に迎撃態勢に入ります。多くの血液が筋肉に集まり、代わりに、末端や皮ふ、内臓などの血管がギュッと縮みます。それによって、手足の先が冷えやすくなってしまうのです。ストレスがある間は冷えを感じにくいので、緊張が解けた途端に寒さを感じることも少なくありません。

ストレスが原因の冷え症は、渦中にいると気づきにくい特徴があります。冷えの自覚がなくても、**上半身の緊張をほぐして温めるために「首のリンパ」**の反射区を押しましょう。38度前後のぬるめのお風呂に入ると、症状がさらに和らぎます。

冷え症に効果的な反射区

エネルギー代謝不足による冷え症には、交感神経の働きを活発にする「甲状腺」の反射区、むくみによる冷え症は余分な水分の排出を促す「腎臓」、ストレスが原因の冷え症には、上半身の緊張をゆるめる「首のリンパ」の反射区を押しましょう。

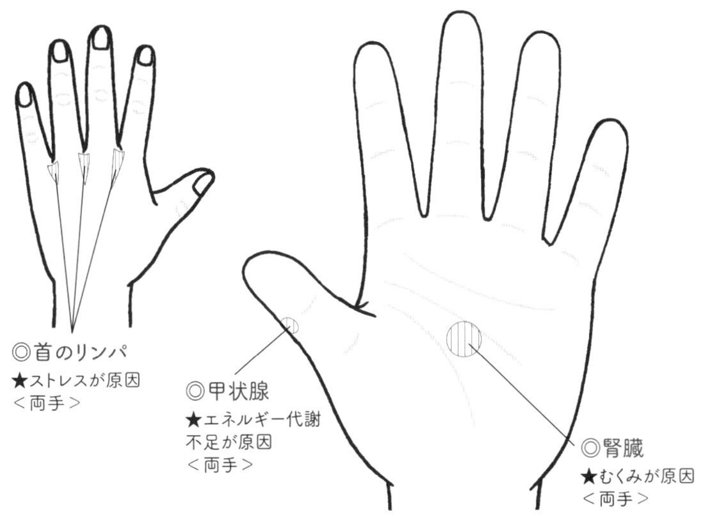

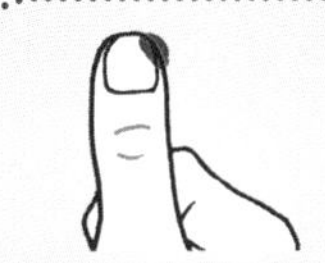

親指の内側の角を使って押す
◎甲状腺＜両手＞

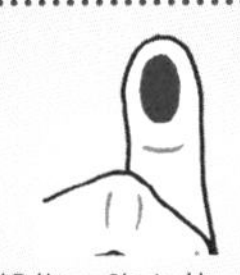

親指の腹を使って押す
◎腎臓＜両手＞

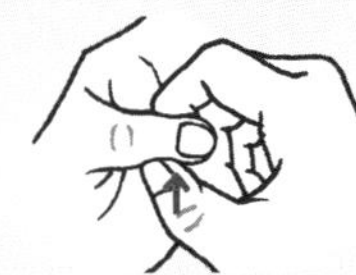

人さし指で支え、親指の角で押す
◎首のリンパ＜両手＞

アドバイス

体が冷えるとのどの渇きを感じにくいため、気づかないうちに体内の水分が足りなくなっているケースがあります。冷えを緩和して体の働きを正常に保つためには、1日に1.5リットル程度の水分（常温以上がおすすめ）を飲料として摂る必要があります。

手のひら押しの処方箋③

高血圧

高血圧が怖いのは、脳出血や脳梗塞、心不全や狭心症、心筋梗塞など命に関わる病気の原因となるにもかかわらず、自覚症状がないために見過ごされがちであることです。高血圧になると血管の内側から強い圧力がかかるため、動脈が硬く厚くなる「動脈硬化」が進み、病気のリスクが高まります。人工透析が必要になったり失明を起こしたりする可能性もあります。**「高血圧ですね」と言われたら、真摯に捉え、手のひらを一所懸命押してください。**食生活では塩分だけでなく、悪玉コレステロールにも気をつけたいため、卵黄のみの摂取、魚卵、イカやエビ、内臓系の食品を摂り過ぎないように気を配りましょう。

高血圧の原因は大きく分けて、①脳がうまく指令を出せないタイプ、②心身が緊張しているタイプ、③ホルモンの分泌をうまくできないタイプ、の3つです。原因が複数にまたがることもあるため、**一度7つの反射区を全て押し、痛い箇所を押し続けましょう。**

高血圧に効果的な反射区

右ページ①の高血圧には「間脳」の反射区を、②の高血圧には「背骨下部」の反射区を、③の高血圧には「腎臓」の反射区がおすすめです。また高血圧には危険度の高い合併症もあるため、「間脳・目・心臓・腎臓・輸尿管・膀胱」の反射区も合わせて押しましょう。

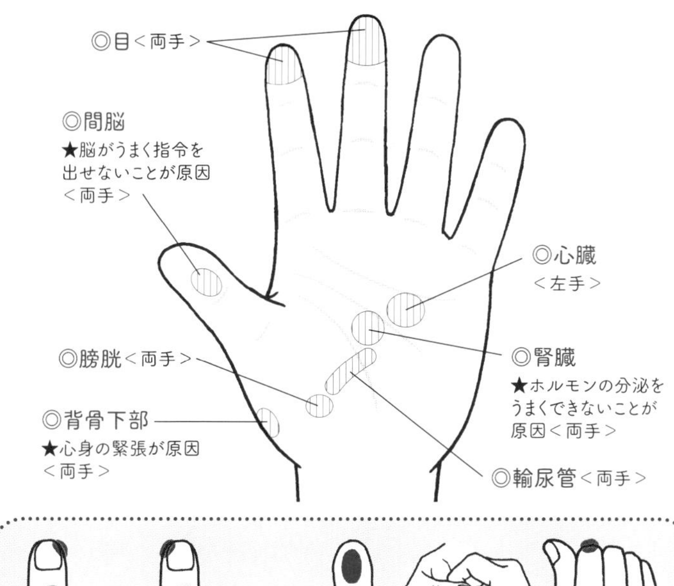

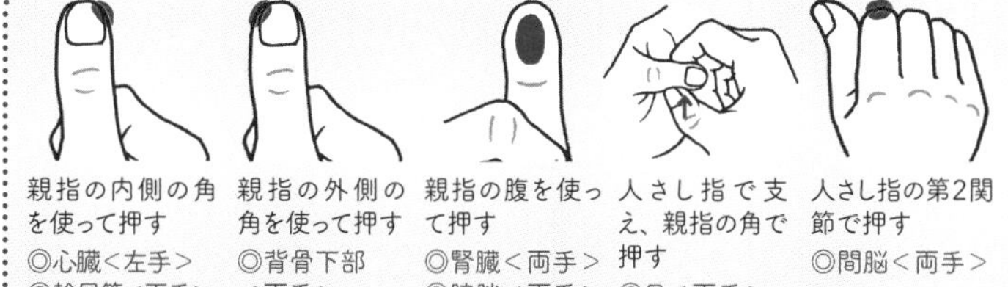

親指の内側の角を使って押す
◎心臓<左手>
◎輸尿管<両手>

親指の外側の角を使って押す
◎背骨下部<両手>

親指の腹を使って押す
◎腎臓<両手>
◎膀胱<両手>

人さし指で支え、親指の角で押す
◎目<両手>

人さし指の第2関節で押す
◎間脳<両手>

アドバイス

日本では高血圧で管理が必要な人のうち、70％以上が適切な治療をしていません。高血圧には手のひら押しが有効で、手のひらを押して血圧が安定するケースも多々ありますが、医師の承諾を得られるまでは治療をしっかり続けてください。

手のひら押しの処方箋④

貧血

「貧血」とは、酸素の運搬を担う赤血球の数や、赤血球中の血色素の数（ヘモグロビン値）が正常よりも低下している状態です。また、日本人に多い「かくれ貧血」は、ヘモグロビン値に問題はなく、「貯蔵鉄」として鉄を蓄えるたんぱく質であるフェリチンの量が足りない状態をいいます。

貧血を起こすと体中の細胞が酸欠になり、エネルギーの産生が低下します。自覚症状がほとんどないため気がつかず、ダメージはジワジワと広がります。長い間治らなかった原因不明の不調や病気が実は貧血のせいだった、というケースも少なくありません。

貧血やかくれ貧血になると血流が悪くなり、血液の中に棲む免疫細胞たちのパトロールが体の隅々まで行き渡らなくなります。そのため病気にかかりやすく、肌のトラブルも急増します。ここにある反射区を押して、**貧血や、それに伴う様々な症状を改善**しましょう。

貧血に効果的な反射区

貧血を改善する反射区は、頸椎、背骨上部～下部、肝臓、脾臓、心臓です。これらの反射区を押すことにより、血液をつくる器官、かくれ貧血を改善するフェリチンが存在する器官、古くなった赤血球を破壊する器官に活力を与えることができます。

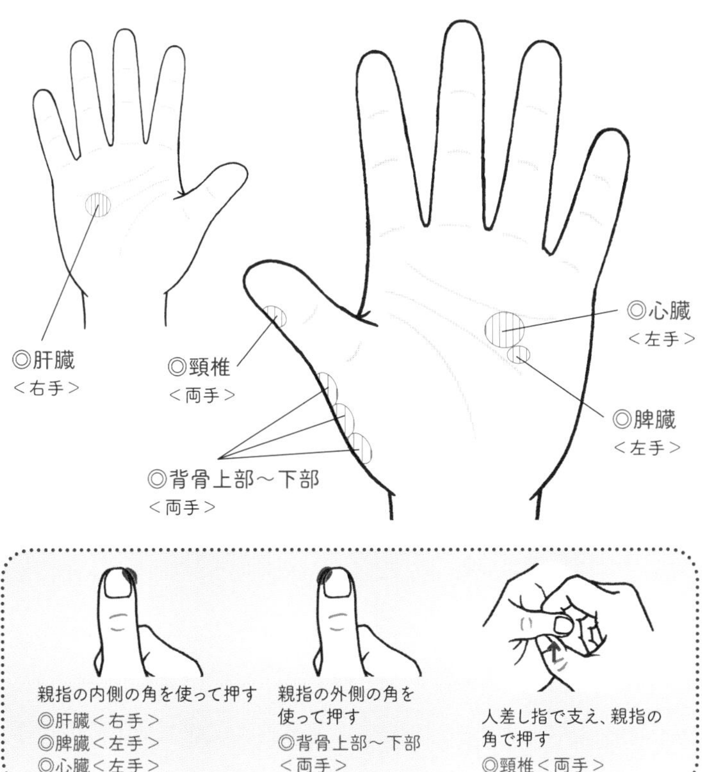

アドバイス

多くの場合、貧血はこれらの反射区を押すうちに、ひと月～半年ほどで改善します。なかなか良くならないときは、生活習慣が原因の可能性があります。そのときは受診をするとともに、バランスの良い食生活と適度な運動など、日頃の生活習慣を見直しましょう。

手のひら押しの処方箋⑤

むくみ

むくみは、体内の水分代謝のバランスが崩れて組織液が滞ってしまった状態です。63～64ページでも少しお話ししましたが、組織液には、血液から受けとった栄養や酸素を細胞に届け、細胞から受け取った老廃物をリンパに送る役割があります。そのため、組織液が滞って体がむくむと、エネルギーをうまくつくれず、老廃物を排出しにくい状態となり、冷えたり、だるくなったり、調子が悪くなったりします。

むくみの原因は、次の6つに分かれます。①塩分や糖分の多い食事、②アルコール、③運動不足、④長時間同じ姿勢を続けていること、⑤生理前のホルモンバランスの変化、⑥寒さによる水分の摂取不足です。また、むくんでいると「水分を摂りたくない！」という気持ちになりますが、水分が足りないと、体はもっと水分をため込もうとします。それにより、むくみはさらに悪化します。**反射区を押しながら、しっかり水分を摂りましょう。**

むくみに効果的な反射区

まずは余分な水分を排出する「腎臓」の反射区を。次に食事によるものは「副腎」、アルコールは「肝臓」、運動不足は「甲状腺」、姿勢は「膀胱」、生理前は「卵巣」、寒さによるものは「間脳」の反射区を押しましょう。そして、最後に「腎臓」に戻るとバッチリです。

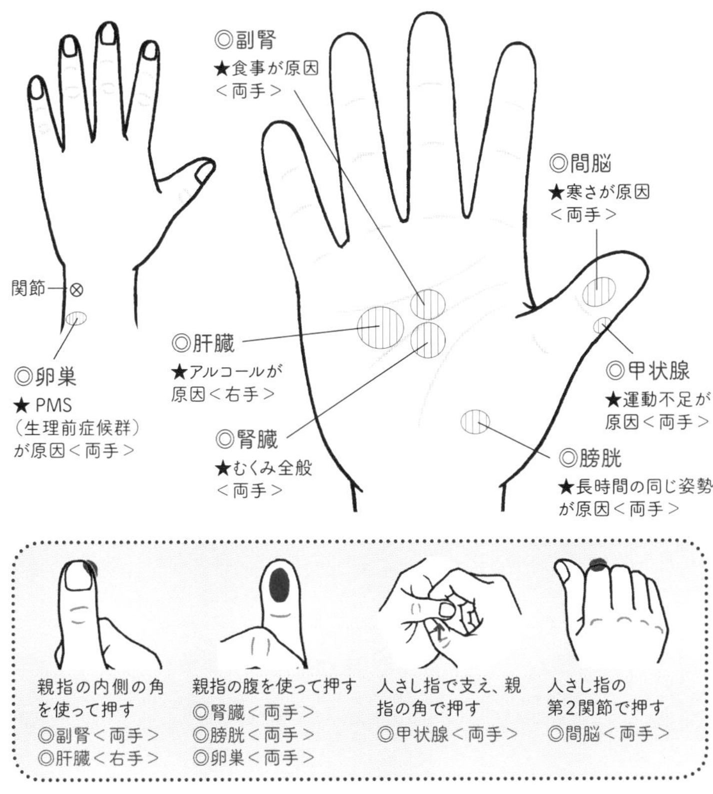

アドバイス

手のひらを押したあとは、リンパ液をスムーズに静脈に流すため、左の鎖骨のすぐ下をやさしくさすります。決してギュウギュウと力を込めてはいけません。また反射区を押しながら深呼吸をすると、リンパが余分な水分を排出しやすくなるのでおすすめです。

手のひら押しの処方箋⑥

肌荒れ

肌には、「外界の有害な刺激から体を守り、体内の環境を一定に保つように調整をする」という使命があります。実際に肌が荒れると、バリア機能が低下して、乾燥したりアレルゲンや細菌などの侵入を許したり、体温調整や老廃物の排出がしにくくなったりします。

肌荒れが起こると、体は急いで代謝して修復しようと努めます。こうして肌の表面に出た未熟な角質は、紫外線や乾燥などにさらされてガサガサになります。このときにこすったりスクラブ入りの石けんを使ったりすると、さらに間違った代謝が起きるため、肌はもっとゴワゴワになってしまいます。絶対に、荒れた肌には刺激を与えないでください。

肌荒れは、①肌が直接刺激されてかぶれたもの、②生活習慣や体質など体の中から起きたもの、③生理前に生じるもの、の3つに分かれます。ここにある反射区を押して、正常なターンオーバーを促して、美しい肌を取り戻しましょう。

肌荒れに効果的な反射区

右ページの①による肌荒れには、体液を浄化して免疫力を高める「リンパ節（全体）」、②は炎症を鎮める「副腎」、③はホルモンバランスを整える「卵巣」の反射区を押します。ちなみに肺の反射区を一緒に押すと、細胞にきれいな酸素や栄養が送られ修復力がアップします。

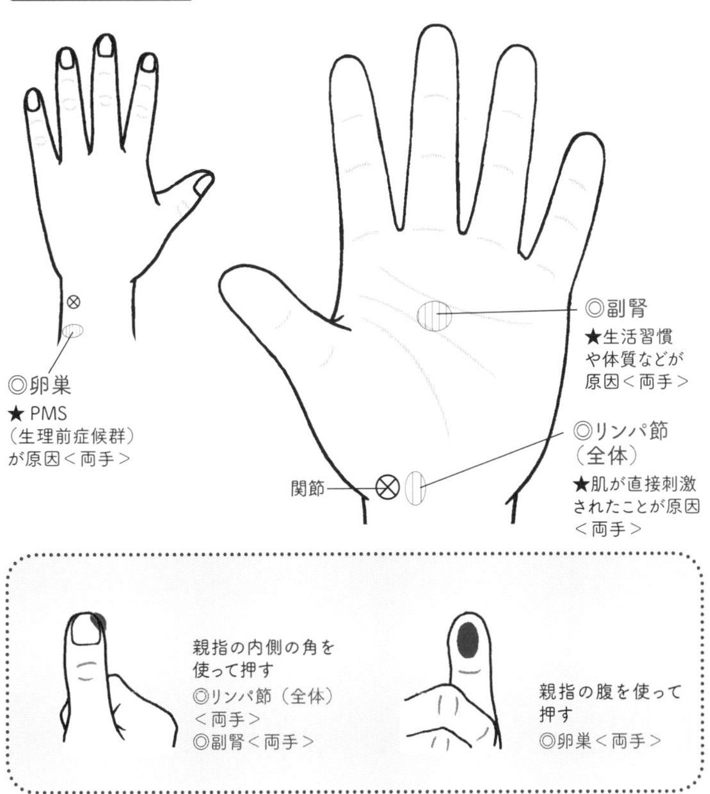

アドバイス

肌が荒れると、保湿しようとローションをたくさんつけたり、肌に良さそうな新しいクリームやサプリを取り入れるなど様々なことを試しがち。けれども、肌にさらなるダメージを与えることが多々ありますから、肌につけるものは最小限にとどめましょう。

手のひら押しの処方箋⑦

肩こり

二足歩行をするようになった人間の肩は、こりやすいつくりになっています。肩の関節が、その何倍も大きい肩甲骨や腕、頭などの重さを一手に支えているからです。

また**日本人は、欧米人よりも肩がこりやすい**といわれます。頭が大きいわりに、筋肉や骨格がきゃしゃにできているからです。首から背中をマントのように覆う「僧帽筋（そうぼうきん）」という筋肉には、①日本人に多い片目でものを見る習慣、②デスクワークのような首や背中に負荷のかかる姿勢が長時間におよぶ習慣、③首が冷えやすい、④ストレスがかかる、といった4つの原因によって、血流が滞って老廃物がたまりやすくなっています。**肩の痛みは、その老廃物が元となって起こります。手のひら押しで改善しましょう。**

また、僧帽筋が衰えると背中や首の後ろに肉が付き、いわゆる「おばさん体型」になってしまいます。姿勢に気をつけながら手のひらを押すと、その状態も徐々に良くなります。

肩こりに効果的な反射区

まずは「肩」の反射区を、日本人に多い片目の使い過ぎによるものは「目」、長く同じ姿勢でいるときは、呼吸を深くするために「肺」、首が冷えやすいときや寒い季節は「首のリンパ」、ストレスがたまっているときは「大脳」の反射区を押してケアします。

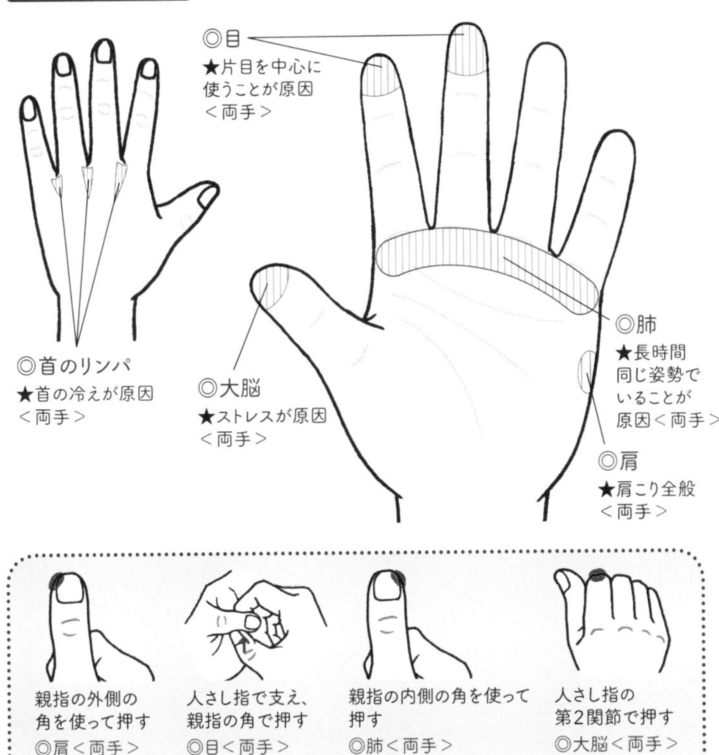

アドバイス

4つのタイプの中で、自分の肩こりがどれに当たるかすぐに決められないことがあります。複数の要因が考えられたり、どれもピンとこなかったりするためです。そんなときは、ここにあるすべての反射区を押して、痛い順に3つ選びましょう。

手のひら押しの処方箋⑧

腰痛

腰痛は肩こりと同様に、二足歩行をするようになった人間特有の悩みです。４本足で歩く動物は体の重さや運動による衝撃が「背骨全体」に分散されますが、人間は上半身の重さや衝撃のすべてを「腰」が受け止めるため、大きな負担がかかります。

腰痛の原因は、大きく分けて４つあります。①背骨のゆがみ、②足の使い方、③血行不良、④ストレスで、原因が複数にまたがることもあります。また、非常に強い痛みが続くときや、どんな姿勢をしても痛くてたまらないとき、足に力が入らないなどの症状があるときは、できるだけ早くかかりつけの病院や整形外科に行きましょう。脊椎や内臓の重篤な疾患が原因となることがあり、早期の治療が必要です。

腰付近の脊髄からは、**心身をリラックスさせる「副交感神経」**が伸びています。腰痛でそれが圧迫されると、皮ふのくすみが目立ってきます。手のひらを押して解消しましょう。

腰痛に効果的な反射区

右ページの①が原因の腰痛は、「背骨上部～下部」の反射区、②は股関節の負荷を緩和するために「股関節の内側と外側」、③はおなかの緊張を緩めて血流を良くするために「輸尿管」、④は自律神経を整えるために「間脳」の反射区を押します。

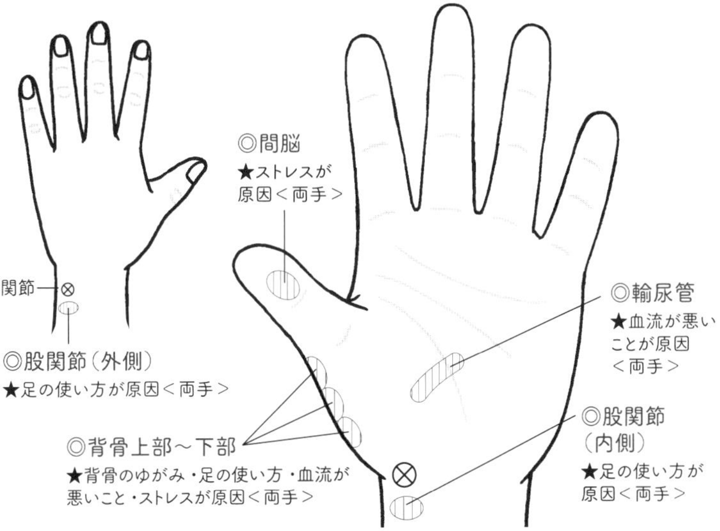

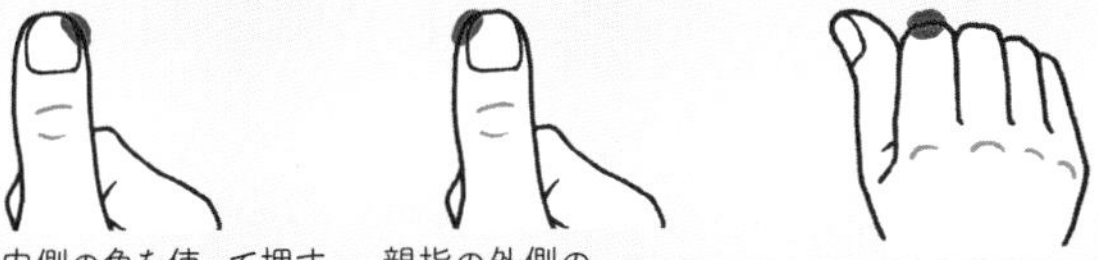

関節

◎股関節（外側）
★足の使い方が原因＜両手＞

◎間脳
★ストレスが原因＜両手＞

◎輸尿管
★血流が悪いことが原因＜両手＞

◎背骨上部～下部
★背骨のゆがみ・足の使い方・血流が悪いこと・ストレスが原因＜両手＞

◎股関節（内側）
★足の使い方が原因＜両手＞

親指の内側の角を使って押す
◎股関節（内側・外側）＜両手＞
◎輸尿管＜両手＞

親指の外側の角を使って押す
◎背骨上部～下部＜両手＞

人差し指の第2関節で押す
◎間脳＜両手＞

アドバイス

腰痛に効果的な反射区は、寝る前に布団の中で押すのが特におすすめです（もちろん、日中もしっかり押しましょう）。仰向けで足を伸ばすと痛いときは、骨盤が引っ張られているため、ひざを少し立てるか、横になり丸くなってみるのも有効な方法の１つです。

手のひら押しの処方箋⑨

ひざ痛

両足のくるぶしをつけて立ったとき、ひざの間にすき間ができていませんか？　または、靴の底を見たときに、外側がすり減っていませんか？　そんな方はO脚の可能性が高く、日本人の約9割がO脚といわれます。O脚の人は、若くてもひざ痛の予備軍です。

ひざには、歩いているときは体重の約3倍、階段昇降時は約7倍、走っているときは約10倍、ジャンプからの着地では、なんと約24倍もの加重がかかります。関節にある軟骨や組織液がクッションとなり衝撃を分散していますが、O脚やX脚の人、ひざ付近の筋肉量が少ない人、年齢を重ねた人などは、**軟骨がすり減って関節が変形し、高い確率でひざ痛を起こします。**関節軟骨は、一度すり減ると元に戻りません。ひざが痛い人はもちろんですが、そうでない人も、**痛みが出る前に手のひらを押しましょう。**

ひざの不調が原因の下半身太りや冷え、セルライトを改善することもできます。

ひざ痛に効果的な反射区

ひざ自体の痛みや炎症を和らげるために、「ひざ」の反射区を。ひざ痛は股関節のズレや頸椎のゆがみから起こることも多いため、「股関節（内側）」と「頸椎」の反射区も合わせて押しましょう。入浴中に押すと、血流がさらに良くなるのでおすすめです。

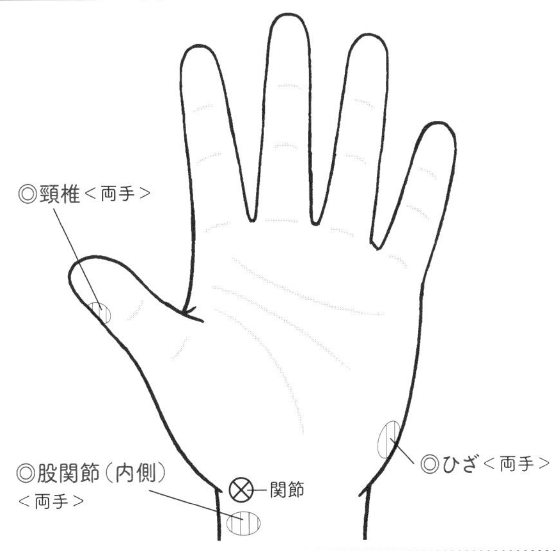

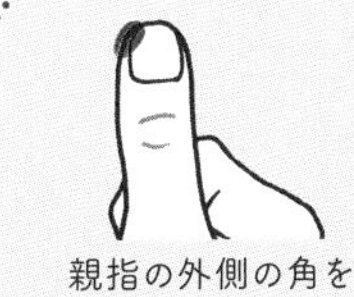

親指の外側の角を使って押す
◎ひざ＜両手＞

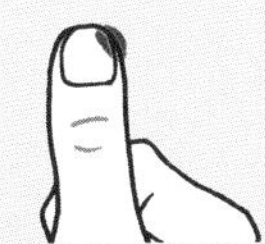

親指の内側の角を使って押す

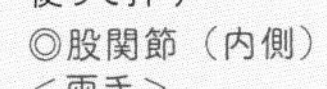

◎股関節（内側）
＜両手＞

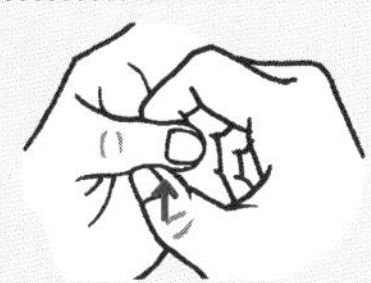

親指と人差し指で挟み込むようにして押す
◎頸椎＜両手＞

アドバイス

ひざの痛みは、股関節や背骨、首など他の部位から伝わってくるものが少なくありません。ここにある反射区を押しても改善されないときは、「背骨上部～下部」の反射区も押してみると良いでしょう。

手のひら押しの処方箋⑩

頭痛

病気でないのにくり返し起こる頭痛は、2つのタイプに分かれます。

1つは、首や頭の周りの筋肉が緊張することで痛む「緊張型頭痛」です。午後の遅い時間に起こることが多く、ジーンと頭が締めつけられるような痛みを生じます。

もう1つは、脳の血管が広がって神経を刺激することで起こる「片頭痛」です。ズキンズキン、ガンガンと脈打つような発作性の強い痛みを生じます。頭痛以外にも、吐き気や嘔吐、下痢などを伴うことが多く、光、音、においに敏感になることもあります。

2つの頭痛のうちの7割以上を占めるのが「緊張型頭痛」で、市販されている痛み止めは、この症状に対応しています（痛みがごく軽い場合は「片頭痛」にも効果があります）。

繰り返す頭痛はつらいものです。**どちらの頭痛も、手のひらを押すと痛みが起こりにくくなります。**痛いときはもちろん、日常的に押して、頭痛を予防していきましょう。

頭痛に効果的な反射区

「緊張型頭痛」には筋肉の緊張で生じた乳酸を流す「首のリンパ」、血流を良くしてコリをほぐす「背骨上部」の反射区を。「片頭痛」は、血管の収縮に関連するセロトニンの分泌を整える「間脳」、セロトニンの合成をつかさどる「小腸」の反射区を押します。

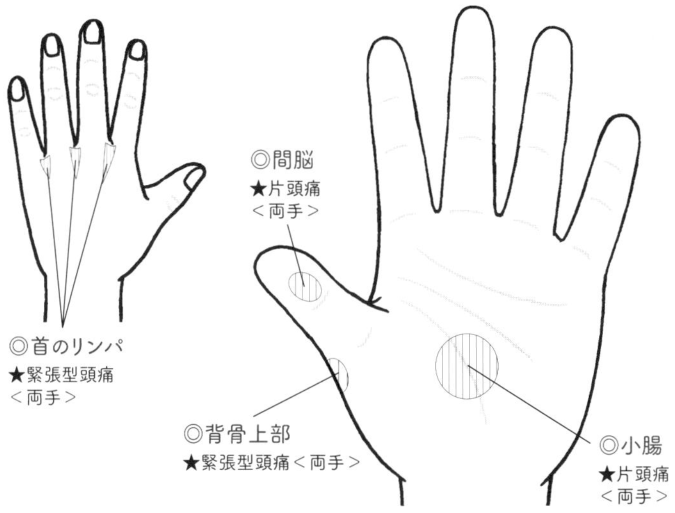

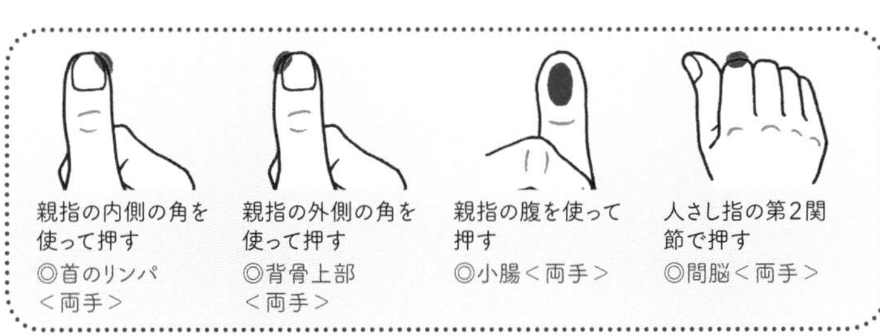

アドバイス

「緊張型頭痛」は体を温めたりストレッチをしたり、気分転換をしたりすると痛みが和らぎます。「片頭痛」は、絶対に温めてはいけません。痛みがさらに強まります。痛む部分を冷やしたり、暗くて静かな場所で横になったりしてください。

手のひら押しの処方箋⑪

眼精疲労

ほかの多くの動物と異なり、人は「目」からの情報を一番頼りにしています。そのため、**「目」は五感の中でエネルギーを最も多く使う器官で、**全身に影響を与えます。

「眼精疲労」は、目が疲れたな…と感じる一過性の「疲れ目(眼疲労)」とは違います。頭痛、めまい、肩こり、腰痛、吐き気、便秘や下痢、イライラ、うつなど全身の症状があらわれて、目を休めたり、休憩をとったりするだけでは治りません。

症状があらわれる原因には、「過酷な環境で目を使う」ことがもちろんありますが、ほかにも2つの原因があります。「ピントが合わない状態でものを見続けたり、まばたきの回数が減ってドライアイになったりすることで起こる目自体の不具合」と「睡眠不足やストレスなどによる疲労」です。これらは、現代の生活スタイルとぴったり重なります。

スマホをよく使う人は特に、**1時間に一度は、遠くを見ながら手のひらを押しましょう。**

眼精疲労に効果的な反射区

目を酷使するような環境が続いたら、早めに「目」の反射区を押すことが大切です。また、首のズレや疲労も目の健康状態に影響をおよぼすため、「頸椎」と「首のリンパ」の反射区も合わせてしっかり押しましょう。

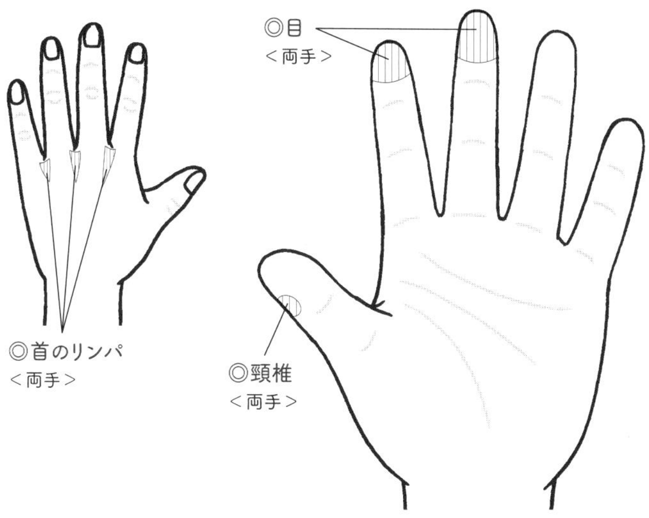

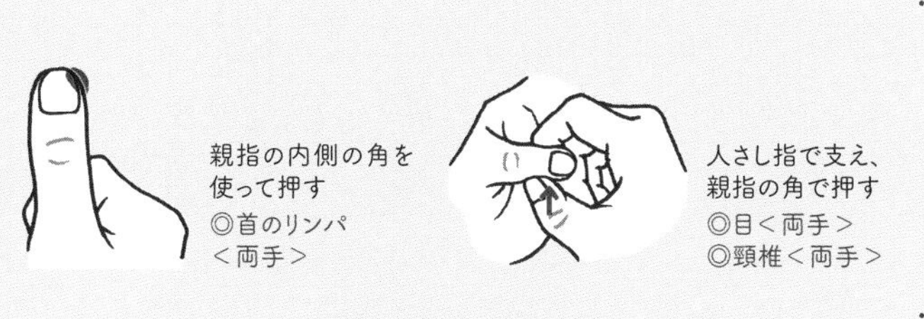

アドバイス

焦点が合わないものを見続けると目に余計な負担がかかり、眼精疲労が進みます。「目を使い過ぎて疲れたな」と感じるときは、目薬の力を借りましょう。ビタミンB12の入った目薬がおすすめで、末梢神経のダメージを修復してくれます。

手のひら押しの処方箋⑫

老眼・飛蚊症

年齢が進むと少しずつ目の組織が変性して、見え方に問題が起こります。その代表選手が、老眼と飛蚊症です。「老眼」は、目の水晶体が硬くなったり水晶体を調整する筋肉が衰えたりすることで、**近くのものに焦点を合わせにくくなる現象**です。「飛蚊症」は、眼球の中の硝子体が収縮することで起こります。どちらも加齢が原因であれば自然現象なので心配することはありませんが、できるだけ、その症状を軽くしたいものです。

左ページにある**手のひらの反射区を押すと、「目」の血液やリンパ液の循環が整うため、症状がずいぶんラクに**なります。それどころか「老眼鏡を使わなくてすむようになりました！」「気になっていた黒い浮遊物が減りました！」という嬉しい声をいただきます。

老眼や飛蚊症は、こまめなケアが良い結果を招きます。テレビのＣＭや食後の休憩をしているときに、目を閉じて、反射区をギューッと押しましょう。

老眼・飛蚊症に効果的な反射区

まずは症状があらわれている「目」の反射区と、中医学的に目のエネルギーを管轄している「肝臓」の反射区を押しましょう。また「頸椎」と「首のリンパ」の反射区を押すことで、目に栄養を与えたり老廃物を回収する血液やリンパ液の流れも良くなります。

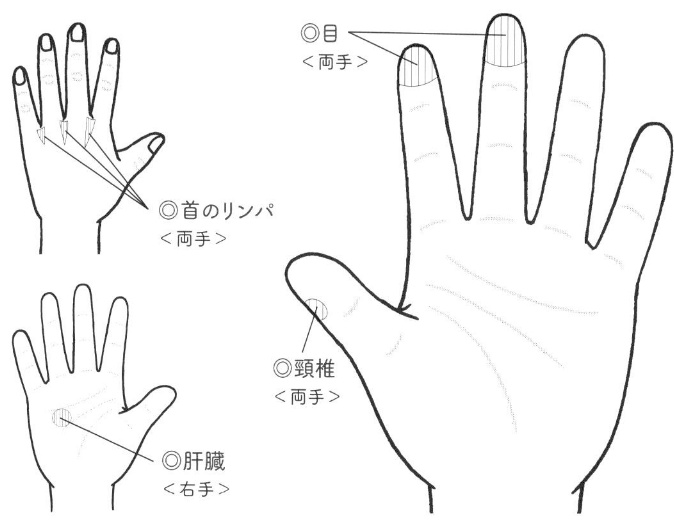

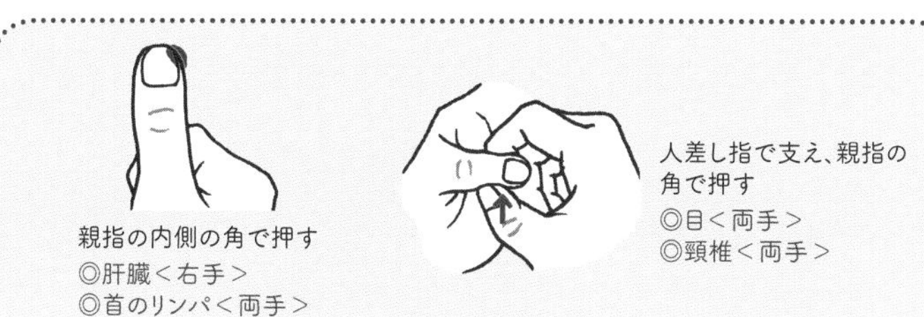

アドバイス

40歳頃になると少しずつ老眼が始まり、50歳以上になると多くの人に飛蚊症が見られるようになります。よく見えるように目に力を入れ続けると、眉間に深いシワが寄って消えなくなるデメリットも。相応の歳になったらこれらの反射区を押しましょう。

手のひら押しの処方箋⑬

めまい

「めまい」と聞くと、目の前がグルグル回る症状を考えがちですが、それだけではありません。めまいの表現や感じ方は人により様々なので、「えっ⁉ わたしのその症状は、めまいなの？」と、驚かれる方もいます。

次の①〜⑥は「めまい」の代表的な症状です。心当たりはありませんか？

①自分の周りがグルグル回る、②体が揺れている気がする、③頭や体がフワフワする（クラッとする）、④立っていると不安を感じる、⑤立ち上がるときや長い間立っていると目の前が暗くなり気が遠くなる、⑥先の５つに伴って、吐き気、冷や汗、動悸などがある。

めまいは、**平衡機能に関するすべての器官のうち、１つ以上の器官の調子が狂うことで**起こります。多くの原因は「内耳」にありますが、脳梗塞や脳出血の前触れとなるものもあります。手のひらを押しても改善しないときは、一度受診をしてください。

めまいに効果的な反射区

めまいの原因は内耳にあることが多く、首のリンパが滞ると症状が悪化するため「耳鼻」「首のリンパ」の反射区を。また日本人は小腸と大腸のつなぎ目の「回盲弁」の働きが弱く疲労がたまってめまいを起こすケースもあるため「回盲弁」の反射区も押しましょう。

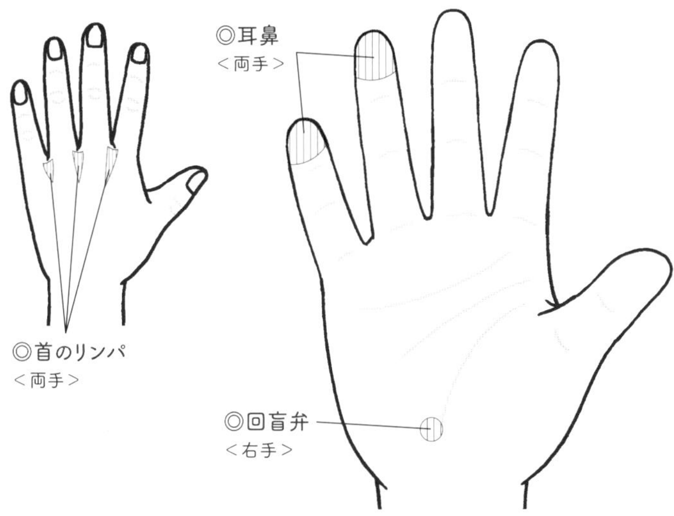

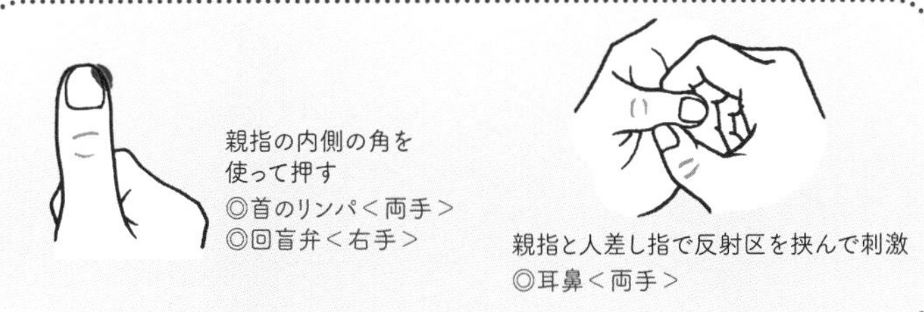

アドバイス

めまいがなかなか治らず、次の項目に心当たりのある人は、手のひらを押しながらそれらを控えましょう。外食や塩辛いものを摂ることが多い人、カフェイン入り飲料を1日3杯以上飲む人、アルコール好きな人…が当てはまります。

手のひら押しの処方箋⑭

耳鳴り

耳鳴りとは、「本来聞こえるはずのない音が聞こえる状態」です。命に関わるものは多くはありませんが、耳鳴りがすることで、不安やイライラ、うつ、不眠などを引き起こし、日常生活に支障をきたすケースもあります。原因は内耳にあるといわれますが、不明とされることも多々あり、症状を確実に緩和する薬や治療法はまだありません。

最近では、**耳鳴りに悩む人の9割が難聴**であることを踏まえ、音をもっとよく聞き取ろうと脳が感度を上げるうち、耳鳴りの回路ができてしまうという説が有力視されています。

手のひら押しで耳鳴りを改善した方々からは、「音が小さくなったり時間が短くなったりしながら、いつの間にか気にならなくなりました」「イライラがなくなり、ぐっすり眠れるようになりました」、という嬉しい声が寄せられています。お気に入りの音楽を聴きながらカフェインの少ないお茶を飲み、**リラックスした環境で押すのがおすすめです。**

耳鳴りに効果的な反射区

耳鳴りの多くの原因が内耳にあること、腎臓の疲れから不要な水分がたまることが原因と考えられることで、「耳鼻」「腎臓」の反射区を。また大脳が過敏になると音に敏感になって耳鳴りが悪化するリスクがあるため、「大脳」の反射区も押します。

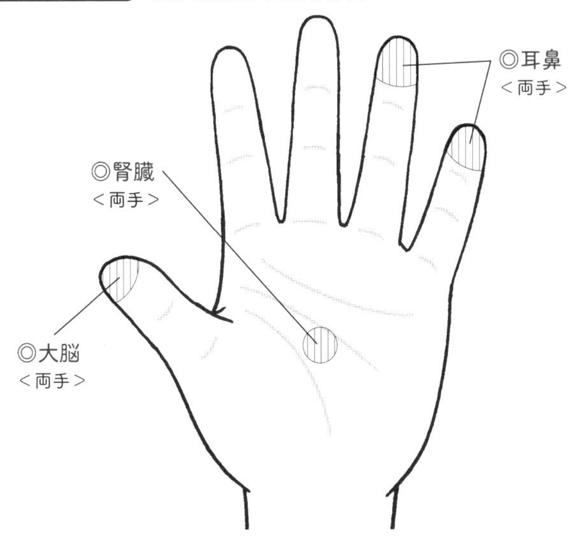

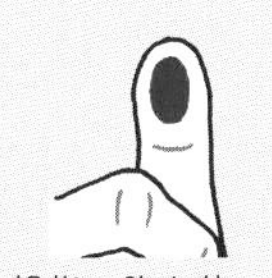

親指の腹を使って押す
◎腎臓<両手>

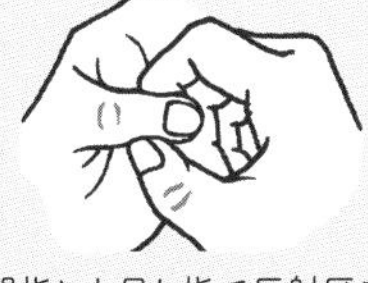

親指と人足し指で反射区を挟んで刺激
◎耳鼻<両手>

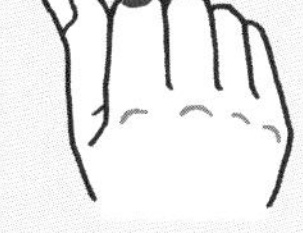

人さし指の第2関節で押す
◎大脳<両手>

アドバイス

ボーッという低音や、キーンと高い耳鳴りがするときは、耳鼻や腎臓に原因のあるケースが多いためその反射区を。ジーッという蝉の鳴き声のような耳鳴りの場合は別の原因も考えられるので、高血圧の人は67 P、貧血の人は69 Pの反射区も押してみましょう。

手のひら押しの処方箋⑮

胃痛

体内で消化吸収を行うメインの器官は「小腸」ですが、小腸は、限界以上の食物がまとまって入ってくると処理しきれず、下痢という形で排除します。

その問題を解決してくれる器官が「胃」になります。**胃の役割は、食物をストックすること、食物を小腸に送りやすいようにドロドロにすること**で、胃酸、ペプシン、胃粘液を主成分とする「胃液」がその働きを助けます。食物は、胃酸とペプシンによって消化され、食物とともに侵入した病原体は、胃酸に含まれる強い酸により殺菌されます。胃粘液は、胃酸やペプシンの刺激から、胃の粘膜を守ってくれます。

暴飲暴食、ストレス、薬の副作用などによりこのバランスが崩れると、粘膜が刺激を受けて胃痛が起こります。**それぞれの原因に合わせた手のひら押し**で、症状を改善していきましょう。食後に押すと痛みが起こりにくくなり、消化機能を助けてくれます。

胃痛に効果的な反射区

胃痛全般に効果のある「胃」の反射区を。暴飲暴食が原因のときは「十二指腸」、ストレスが原因なら自律神経を整える「間脳」、薬の副作用は解毒を早める「肝臓」、体質によるものは「小腸」、原因が分からない時は代謝を維持する「甲状腺」の反射区を。

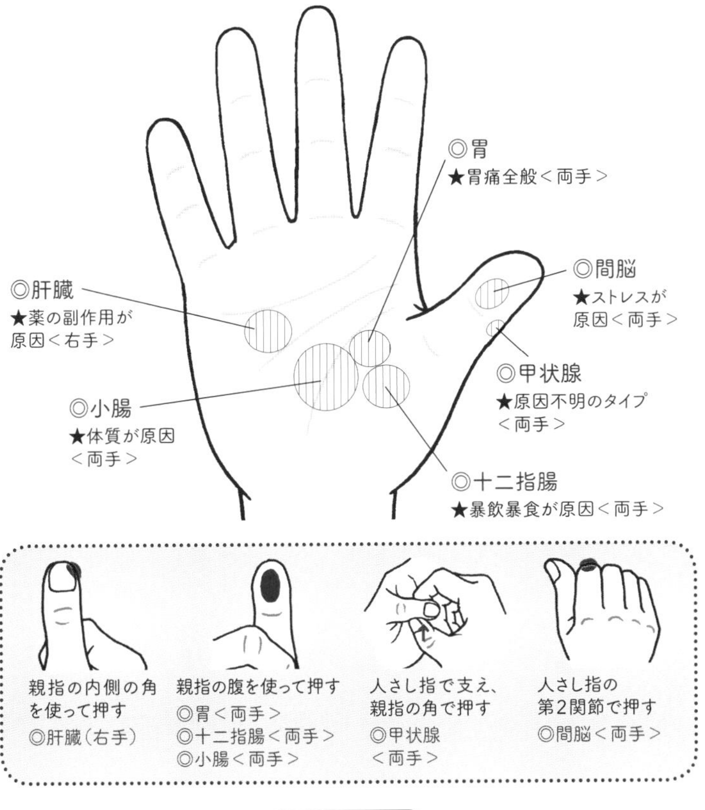

アドバイス

胃の不調は十二指腸にも影響を与えます。食事をして比較的すぐに痛む場合は「胃」、空腹時や夜中に痛む場合は「十二指腸」に炎症が起きている可能性があります。胃の反射区でも症状が変わらないときは、合わせて十二指腸の反射区も押しましょう。

手のひら押しの処方箋⑯

便秘

便秘にはいくつかの種類があり、タイプごとに対策が異なります。代表的な便秘は、大腸の機能の低下によるもの、自律神経の乱れが引き起こすもの、トイレをガマンする人に多いもの、生理の周期が関係するもの、の4種類です。**違うタイプが交互に訪れることも**あり、いつも原因が同じであるとは限りません。

それでは、今のあなたはどのタイプでしょう？　答えを見つけようともう一度読み返しても、いくつか当てはまるような気がして、決めることができないのではないでしょうか。そうなのです。便秘の原因は、頭で考えてもなかなか見つけられません。そのため、**相手が「便秘」のときは、手のひらから原因を突き止めて改善する方法**がおすすめです。

左のページの①～④の反射区を、順番に押していきましょう。その中で一番痛いところが今の便秘の〝犯人〟です。温かいものを飲みながら、手のひらをしっかり押しましょう。

便秘に効果的な反射区

大腸の機能低下による便秘は、停滞する便を動きやすくするために「S字結腸」、自律神経の乱れなら「間脳」、トイレを我慢しがちな人は排泄を促すために「直腸」、生理の周期によるものはホルモン分泌を調整するために「卵巣」の反射区を押します。

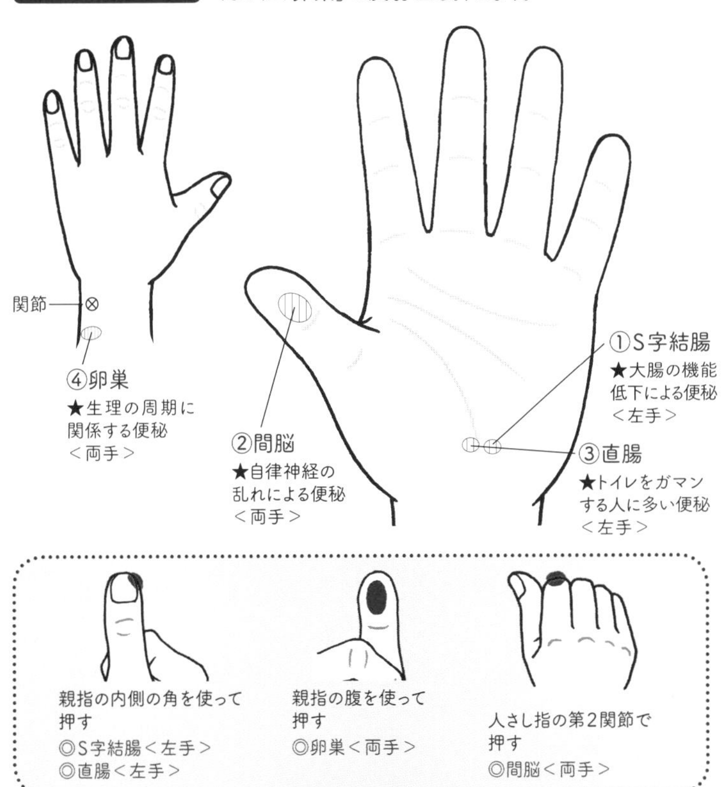

アドバイス

空っぽの胃に食べ物が入ると、刺激が腸に伝わり排便スイッチが入ります。朝起きてすぐに水を飲み、できれば少し何かを食べてトイレに行きましょう。便座に座ったら、「考える人のポーズ」をするとお腹が緩んで便が出やすくなります。

手のひら押しの処方箋⑰

尿もれ・頻尿

尿もれや頻尿などの「尿トラブル」は、比較的高齢の人に多いと思われがちですが、決してそうではありません。40代から増えますが、10代の頃から悩む人もいます。また、突発的に起こることもあります。

排尿に関係する主な器官は、腎臓、輸尿管、膀胱です。尿は絶えず腎臓でつくられ、輸尿管を通って膀胱にたまります。膀胱の下には「尿道括約筋」という筋肉があり、普段はギュッと閉じています。尿がたまってその情報が脳に伝わると、脳は「トイレに行きなさい」という指令を出します。そうして準備が整うと、尿道括約筋がゆるみ、副交感神経が膀胱を縮めて尿を押し出します。このシステムに障害が生じると、尿もれや頻尿などが起こります。尿もれには、おなかに力が加わったときに尿がもれる**「腹圧性尿失禁」**と、トイレに行くまで我慢できず、ジャーッともらしてしまう**「切迫性尿失禁」**があります。

尿もれ・頻尿に効果的な反射区

まず「膀胱」の反射区を。腹圧性尿失禁では、尿道括約筋の疲労を回復するために「卵巣・精巣」、切迫性尿失禁は副交感神経の働きを整える「間脳」、頻尿は「膀胱」「卵巣・精巣」「間脳」、50代以降の男性は「前立腺」の反射区も押してください。

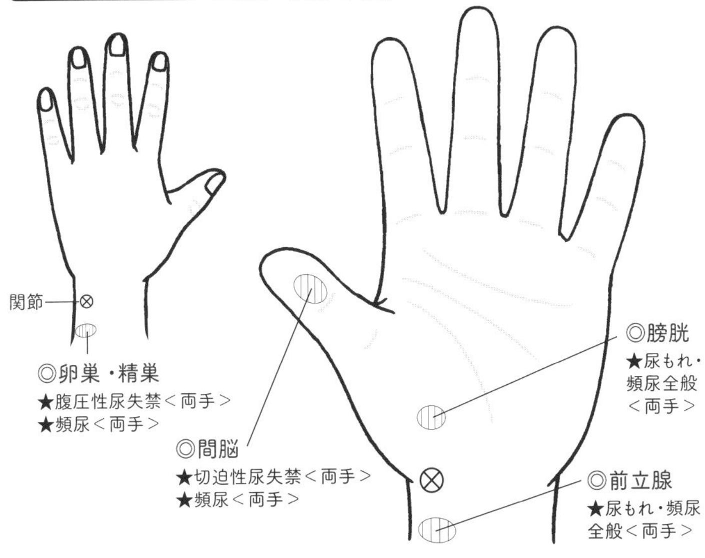

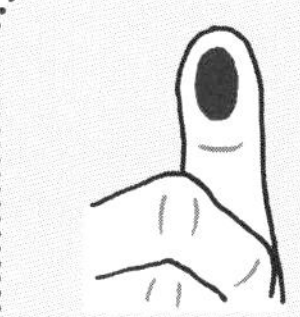

親指の腹を使って押す
◎膀胱＜両手＞
◎卵巣・精巣＜両手＞
◎前立腺＜両手＞

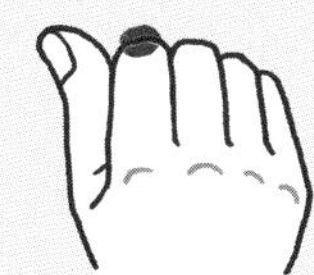

人差し指の
第2関節で押す
◎間脳＜両手＞

アドバイス

膀胱に半分くらいの尿がたまると無意識にトイレのことを考えるようになります。まだためられる余裕があるのに排尿をする習慣をつけると、本来は満タンになったときに働くはずの尿センサーが壊れてしまうのでやめましょう。

手のひら押しの処方箋⑱

ＰＭＳ・生理痛

生理に伴う不調には、ＰＭＳ（生理前症候群）と生理痛の２つがあります。ＰＭＳの延長線上に生理痛があるように誤解されがちですが、原因となる物質が違うため、症状や対処法が異なります。それぞれに合った反射区を押して、痛みやイライラを和らげましょう。

ＰＭＳの症状は、生理の１週間ほど前にあらわれることが多く、体内の水分代謝が変化することで、体調が不安定になったりむくみやすくなったりします。ネガティブな気持ちになりイライラする機会も増えます。これらは、**卵巣から分泌される「プロゲステロン」の量が増えて、「エストロゲン」が減る**ことに関係します。

生理痛の原因となる物質は、「プロスタグランジン」です。子宮をギュッと縮めて、はがれた子宮内膜や経血をスムーズに出す働きがありますが、痛みを強める作用があるため、頭痛、肩こり、腰痛、吐き気などを引き起こします。骨盤付近を温めると楽になります。

PMS・生理痛に効果的な反射区

PMSにはエストロゲンやプロゲステロンを分泌する「卵巣」、卵巣の司令塔にあたる「間脳」の反射区を。生理痛には、痛みを引き起こすプロスタグランジンを生成する「子宮」と、体内の老廃物や毒素を排出することを目指して「肝臓」の反射区を押しましょう。

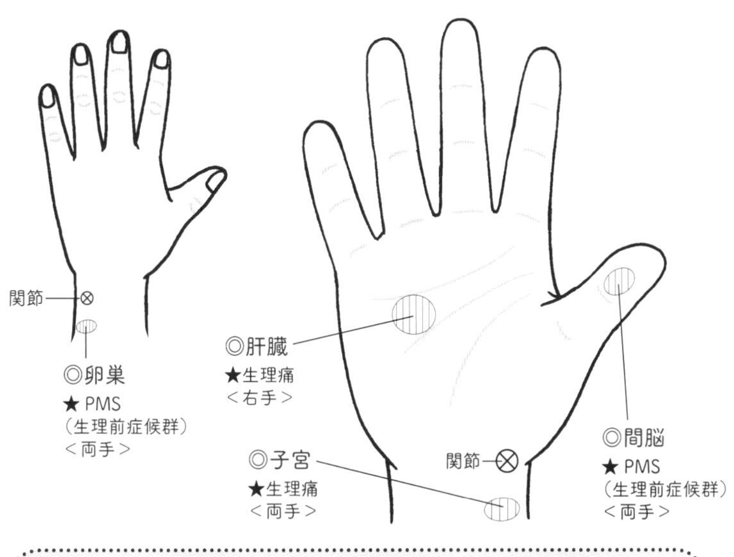

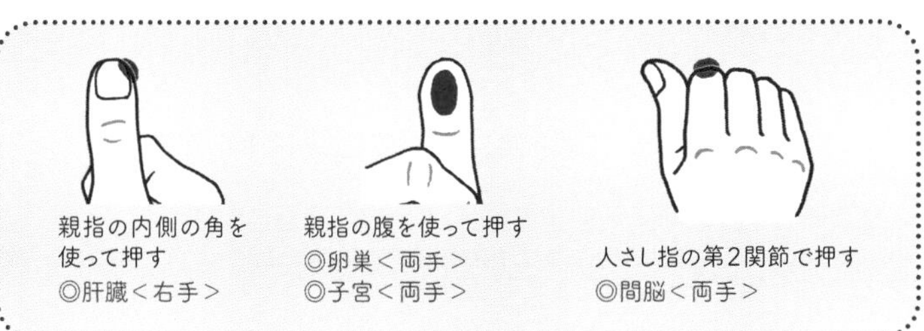

親指の内側の角を使って押す
◎肝臓<右手>

親指の腹を使って押す
◎卵巣<両手>
◎子宮<両手>

人さし指の第2関節で押す
◎間脳<両手>

アドバイス

生理が終わり1週間ほどすると、エストロゲンの分泌が活発になり、血液中の濃度がグッと高まります。コラーゲンの生成が促され、みずみずしい肌や髪の成長が促されることも。この時期に「卵巣」の反射区を押してエストロゲンの分泌を高めてください。

手のひら押しの処方箋⑲

不眠
～眠れない夜は……～

世界のトップリーダーたちは、仕事の効率を上げるため、睡眠時間を決めてから残りの時間の過ごし方を決めているといいます。また大手美容整形外科の院長は「1に睡眠、2に保湿」といいます。「睡眠」は、今の私たちにとって、何よりも大切なことの1つです。**睡眠にひと役勝っているのが「メラトニン」というホルモン**です。朝の光を浴びてから14～16時間後に分泌され、それから2～3時間すると睡眠の準備が整います。つまり、朝6時に起きた人は、22～23時頃に就寝すると寝つきやすく、心身が最も休まります。質の良い睡眠を導くためにも、眠る時間を先に決め、起きる時間を調整しましょう。

不眠症は、①布団に入ってもなかなか寝つけない「入眠障害」、②夜中に目が覚めてしまう「中途覚醒」、③早朝に目が覚めて眠れない「早朝覚醒」の3つのタイプに分かれます。**起きる時間を調節し、あなたに合った手のひらを押す**ことで、不眠症を改善しましょう。

不眠に効果的な反射区

まず「間脳」「副腎」の反射区を。成長ホルモンと副腎皮質ホルモンの排出を促して眠りやすくなります。入眠障害の方は緊張を緩める「S字結腸」、中途覚醒の方は疲労がたまりやすい「大脳」、早朝覚醒は全身の調子を整える「卵巣・精巣」の反射区を押しましょう。

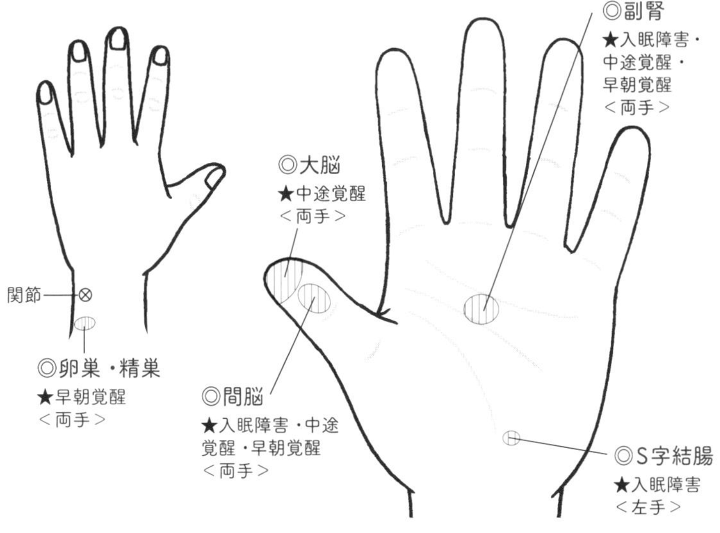

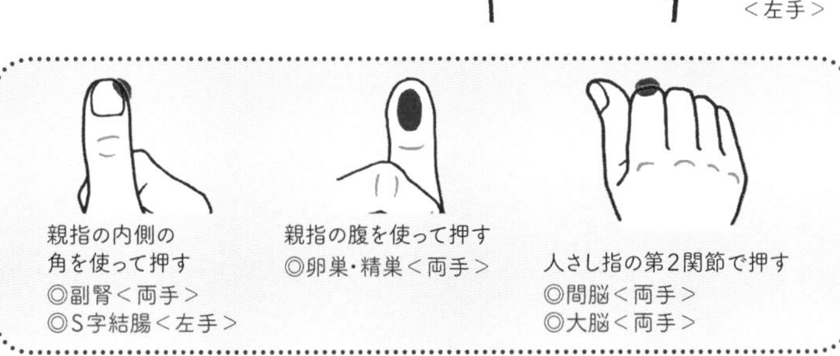

親指の内側の角を使って押す
◎副腎＜両手＞
◎S字結腸＜左手＞

親指の腹を使って押す
◎卵巣・精巣＜両手＞

人さし指の第2関節で押す
◎間脳＜両手＞
◎大脳＜両手＞

アドバイス

朝、太陽の光が目に入るとメラトニンの分泌が止まります。メラトニンは睡眠をもたらすホルモンなので、これによって日中に眠くならずにすみ、夜になると自然に眠くなります。朝、目が覚めたら、窓辺の明るいところで過ごしましょう。

手のひら押しの処方箋⑳

うつ ～気分がすぐれない＆落ち込んだとき～

大きなストレスを受けると心身は、反応して、抵抗して、疲憊（ひはい）します。そして、ストレスはかかった分だけ、その人からエネルギーを奪いとります。エネルギーには限度があるため、もはや気力で越えることはできません。「うつ」は、そんな状態の中で、**体と心が押しつぶされてしまった状態**といえます。

うつには、**①日常生活のうつ、②更年期のうつ、③産後のうつ**の3つのタイプがあります。「①日常生活のうつ」は、辛いことや悲しいことが起きたときだけでなく、嬉しいときや環境が大きく変わったときにも発症するリスクがあります。たとえば、結婚や就職、昇進、引っ越しなどです。「②更年期のうつ」は、性別に関わらず、ホルモン分泌の変化が引き金となります。「③産後のうつ」は、マタニティブルーズとは異なり、出産後、2週間から数カ月の間に始まります。赤ちゃんを可愛く思えなくなるのも、うつの特徴です。

うつに効果的な反射区

「日常生活のうつ」は脳の神経伝達物質の流れをスムーズにする「間脳」と、その合成を促す「副腎」。「更年期のうつ」は「間脳」とホルモンの分泌を整える「卵巣・精巣」の反射区、「産後のうつ」は、女性ホルモンの分泌を整える「卵巣」の反射区を押しましょう。

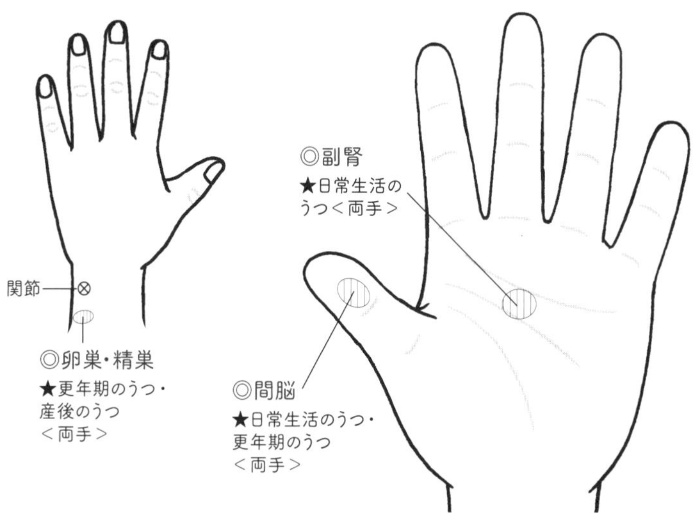

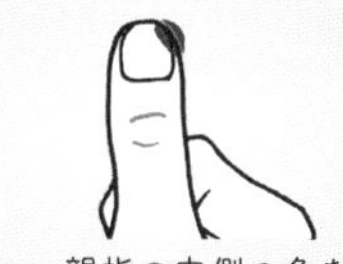

親指の内側の角を使って押す
◎副腎<両手>

親指の腹を使って押す
◎卵巣・精巣
<両手>

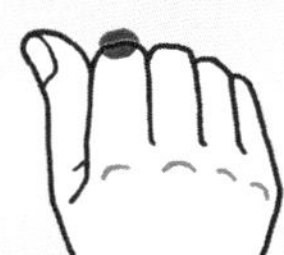

人さし指の第2関節で押す
◎間脳<両手>

アドバイス

どのタイプであっても、大切なのは「いま、自分はうつになっている」と気づくことです。そして心身の変化に気づいたら、まず休憩をとること。その場から離れることが無理でも、温かいお茶を飲み、好きな音楽を聴きながら、手のひらを押しましょう。

手のひら押しの処方箋㉑

もの忘れ

「もの忘れ」には、**「認知症によるもの忘れ」**と**「年齢に伴うもの忘れ」**の2種類があり、自分ではなかなか見分けることができません。「冷蔵庫を開けたのに、何を取るのか忘れてしまった」「買いものに行ったけど、肝心なものを買い忘れた」、そんなことが重なると、「もしかして認知症？」と不安な気持ちになることがあります。

「認知症」とは、物ごとを記憶して、判断して、順序立てて行う、といった機能が低下する症状です。「最近、もの忘れがひどくなった」と自覚しているうちは、認知症の心配はほぼありません。加齢や睡眠不足、疲労、ストレス、忙し過ぎることなどにより、頭の働きが落ちて「ど忘れ」の状態になっていることがほとんどです。

ここにある反射区を押すと、脳の血行が良くなって、**「ど忘れ」**だけでなく、**「認知症」の予防や改善**をすることもできます。

もの忘れに効果的な反射区

もの忘れの原因の1つは、脳の血液循環の滞り。脳は多量の酸素を必要とし、十分な酸素が行き渡らないともの忘れが加速するため、「大脳」「間脳」の反射区を押します。さらに、もの忘れを誘引するストレスへの対抗物質をつくる「副腎」の反射区も押しましょう。

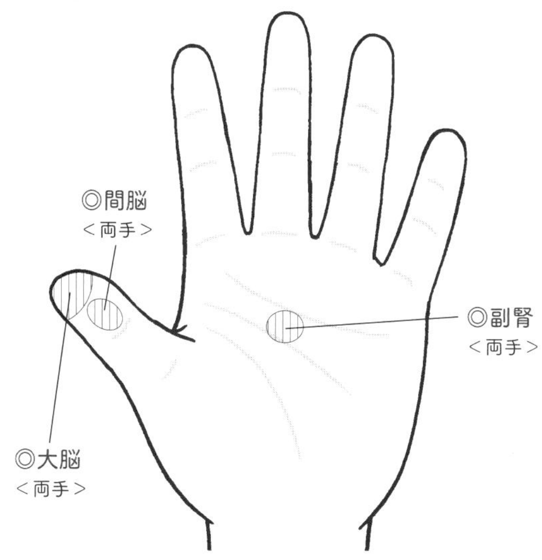

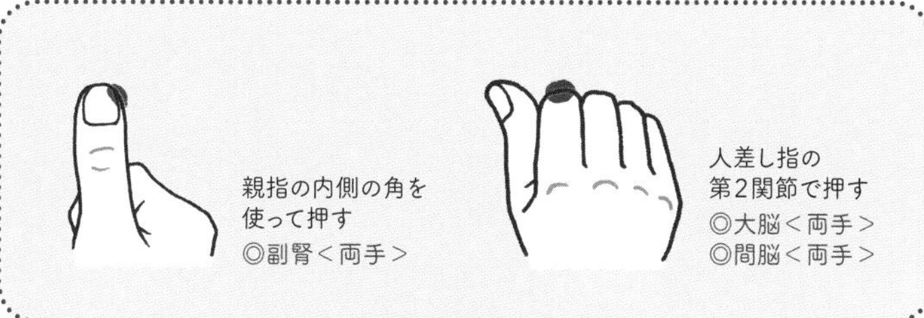

アドバイス

もの忘れが多いときは、呼吸が浅くなっている傾向があります。呼吸が浅いと、脳に十分な酸素が行き渡らず、もの忘れをしやすい状態になります。そんなときは反射区を押すときに、ゆっくり深い呼吸をするように意識してください。

吐くほどの頭痛がなくなって耳鳴りもその場で解消した！

小高延恵さん（55歳）

母の介護が大変になった頃、ひどい疲れとともにキーンという耳鳴りが起こるようになりました。いろいろな方法を試しましたが治まらず、心身の疲れがさらに加速して「もう頑張れないかも…」と思うようになりました。その症状を解決してくれたのが、手もみです。初めて押したときにその場で音が小さくなり、いつの間にかすっかり消えていました。

それに加え、頭痛薬を手放せなかった日々を卒業し、信じられないことに、免疫疾患による膠原病の薬をやめることもできたのです。

今度はわたしがたくさんの方を元気にしたくて、手もみサロンをしています。来てくださる方々は途切れることなく、皆さまが元気になる姿を見られるのが心からの喜びです。

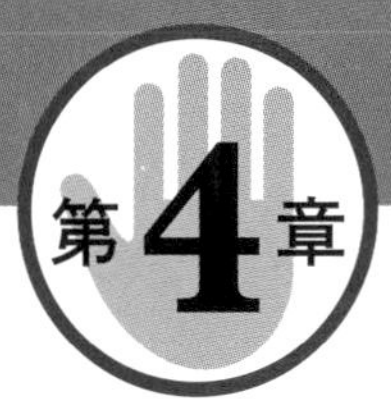

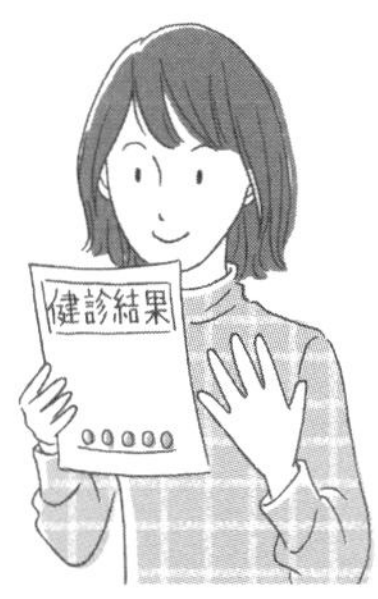

すぐにできるカンタン“手のひら押し”健康法②

～健康診断の結果に合わせて手のひらを押す～

特定健診の結果を放置せず生活習慣を見直すことは、健康を守る上でとても大切です。必要なときに治療を受けるのはもちろん、結果に合わせて、手のひらをしっかり押しましょう。あなたの元気が、いっそう確かなものになります。

特定健診の結果をもとに、手のひらを押そう

「特定健診（特定健康診査）」は、命に関わる病気を引き起こす原因となる、メタボリックシンドローム（内臓脂肪症候群）の予防と改善を目的とするものです。身体測定や血圧測定、尿検査、血液検査、心電図検査、眼底検査などの結果を「基準値」と照らし合わせることにより、受診者の健康状態を把握して、必要に応じて保健指導を行います。

ところで、あなたは特定健診を受けたあと、その結果に対してどのような対策をしていらっしゃいますか？　「視力が少し下がったな」「血圧が上がったな」「悪玉コレステロールがちょっと高いな」と、気に留めたものの、いつの間にか忘れてしまっていませんか？

歳を重ねると、体は確実に下り坂へと向かいます。初めはゆるやかな変調でも、気づいたときには取り返しのつかない状態になっていることが少なくありません。小さな**不調を放っておいてはいけません。この章を見て手のひらを押して、必ずケアをしてください！**

健診の結果に合わせた反射区がある！

手のひら押しは、各検査の数値改善のために行うのはもちろん、健診を受ける前に体調を整えておきたいと考える際にも有効です。

★健康診断の結果に合わせて「反射区」を押す！

特定健康診査の検査項目にはそれぞれ「基準値（正常値）」があります。自分の健診結果が値から外れている場合は、普段の生活習慣を見直すとともに、当てはまる「反射区」を押しましょう。

❶ＢＭＩ：	身長・体重を測り計算する、肥満度を示す指数です。2008年から内臓脂肪型肥満の指標となる腹囲が追加されました
❷血　圧：	生活習慣病の一つである高血圧の有無を調べます。血管や心臓にかかる負荷の状態が分かります
❸尿検査：	尿糖や尿タンパク、尿潜血などを調べます。腎臓機能、輸尿管、膀胱の状態などが分かります
❹血糖検査：	血液中に含まれる、ブドウ糖の濃度を測定します。主に、糖尿病の有無が分かります
❺血中脂質検査：	血液中に含まれる、中性脂肪やLDL（悪玉）・HDL（善玉）コレステロール値について測定します
❻肝機能：	血液中に含まれる、GOT（AST）、GPT（ALT）、γ-GTPを測定して肝機能の状態を調べます
❼貧　血：	赤血球や血色素（ヘモグロビン）、ヘマトクリットを測定し、貧血の有無を調べます
❽心電図：	心臓が収縮と拡張を繰り返す際に発生する微弱な電流を記録。心臓病・不整脈・狭心症などの手がかりに
❾眼　底：	瞳の奥にある眼底の血管や網膜、視神経などを調べます。主に、緑内障の有無が分かります

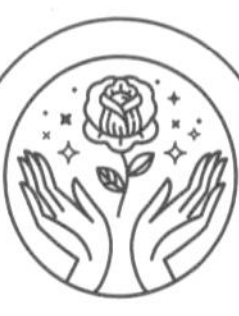

特定健診の結果に合わせて手のひらを押そう①

ＢＭＩ（身長と体重）

「ＢＭＩ」は、太っているか、痩せているかという「肥満度」を示す指標です。正式名称はＢｏｄｙ（身体）Ｍａｓｓ（かさ）Ｉｎｄｅｘ（指数）で、「体格指数」ともいわれます。

日本ではＢＭＩが22のときが病気にもっともかかりにくい状態とされ、25以上を肥満とします。肥満になると高血圧や糖尿病、脂質異常症など生活習慣病にかかるリスクが2倍以上になります。また、18・5未満の低体重も、がんや死亡の危険性が指摘されています。

ＢＭＩの改善には、左ページの、**肝臓、脾臓、甲状腺の3つの反射区**を押しましょう。

※体脂肪には、皮下脂肪と内臓脂肪がありますが、生活習慣病を引き起こすリスクが高いのは「内臓脂肪」です。ＢＭＩの数値では肥満度は分かっても、脂肪がどこについているかまでは分かりません。そのため、特定健診では、簡易的な方法として「腹囲」を測定しています。男性は85センチ以上、女性では90センチ以上が、内臓脂肪型肥満と診断されます。

BMI

BMIとは人の肥満度をあらわす体格指数で、身長に見合った体重かどうか判定する数値

正常値
18.5～25

BMIの計算式は、体重kg ÷（身長m）^{2}。18.5未満で痩せ、25以上で肥満。22が最適値

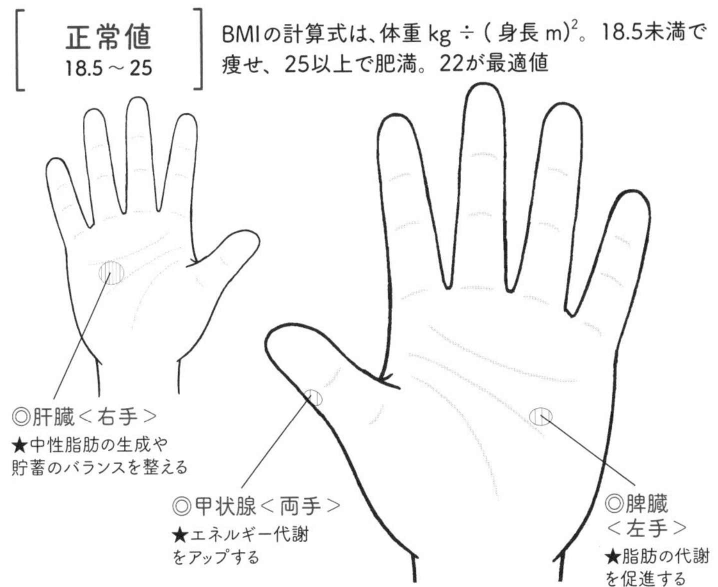

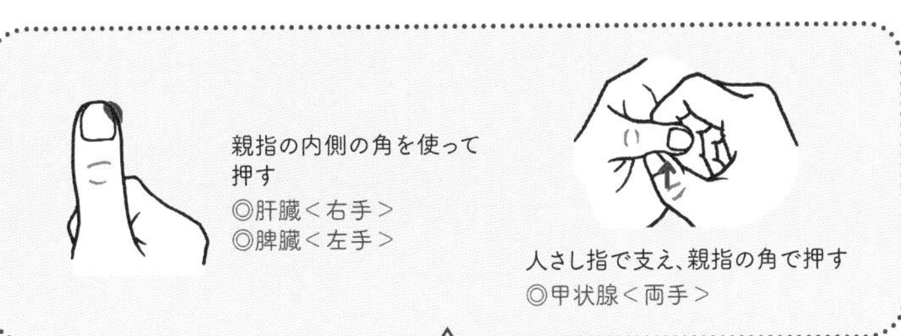

◆「肝臓の反射区」を押して中性脂肪の生成や貯蓄のバランスを整える　◆脾臓の働きが鈍ると胆汁が十分に作られなくなり脂肪の消化が滞るため、「脾臓の反射区」を押して消化を促進　◆代謝促進のホルモンを分泌する「甲状腺の反射区」を押してエネルギー代謝をUPする

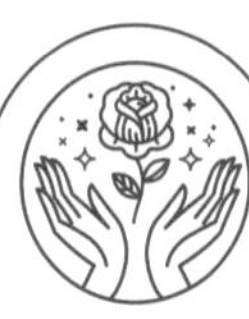

特定健診の結果に合わせて手のひらを押そう②

高血圧（血圧測定）

「血圧」とは、心臓から送り出された血液が、血管の壁を押す力です。血圧を決めるのは、①心臓が1回の鼓動で全身に送り出す血液の量、②血管のしなやかさ、③血液が太い血管から腕や足などの末梢血管に流れ込む際に受ける抵抗性、④血液のドロドロさ加減、などです。「上（最高血圧・収縮期血圧）」は、心臓がギュッと縮まって全身に血液を送り出すときの血圧で、「下（最低血圧・拡張期血圧）」は、心臓が広がって血液をためているときです。

「高血圧」は、一時的な血圧上昇とは違い、慢性的に高い血圧が続いている状態です。痛みやしびれなどの自覚症状がないため「大丈夫だろう」と軽い気持ちで対処をしないでいると、命に関わる病気の「心疾患」や「脳卒中」などにつながります。

高血圧の改善には、左のページの、腎臓、間脳、背骨下部の3つの反射区を押しましょう。

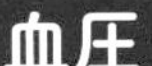

血圧

最も望ましい「至適血圧」は、収縮期血圧120mmHg未満かつ、拡張期血圧80mmHg未満

正常値
収縮期血圧120～129mmHg
または拡張期血圧80～84mmHg

収縮期血圧130～159mmHg拡張期血圧85～99mmHgは要注意、同160mmHg以上、同100mmHg以上は異常値

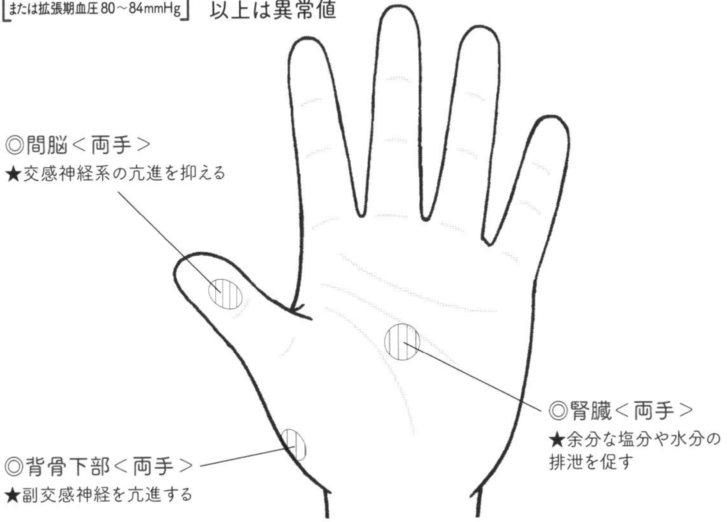

◎間脳＜両手＞
★交感神経系の亢進を抑える

◎腎臓＜両手＞
★余分な塩分や水分の排泄を促す

◎背骨下部＜両手＞
★副交感神経を亢進する

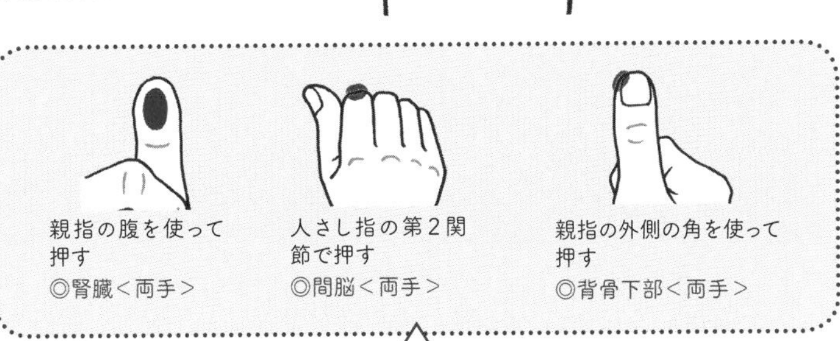

親指の腹を使って押す
◎腎臓＜両手＞

人さし指の第2関節で押す
◎間脳＜両手＞

親指の外側の角を使って押す
◎背骨下部＜両手＞

◆「腎臓の反射区」を押して、余分な塩分・水分の排泄を促し、血圧上昇を防ぐ　◆自律神経の最高中枢である「間脳の反射区」を押して、交感神経の緊張を緩め、血圧の上昇を抑える　◆副交感神経が延びる「背骨下部の反射区」を押して心身をリラックスさせ、血液やリンパの流れを良くして血圧を安定

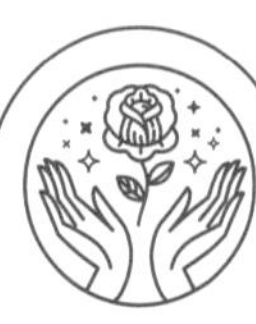

特定健診の結果に合わせて手のひらを押そう③

尿タンパク（尿検査）

尿検査で分かることの1つに「尿タンパク」があります。また、本来なら腎臓で処理されるはずのタンパクが尿の中に出てしまったものを「タンパク尿」といいます。

腎臓には、血液中の老廃物を濾して、尿として排出する働きがあります。タンパクは体を構成する大切な成分なので、健康なときにはろ過されず体内に戻り、尿中にはほとんど見られません。ところが腎臓が病気になると、多量のタンパクが尿に混ざってしまいます。自覚症状はほぼなく、そのため検査で分かっても、放置する人が少なからずいます。

タンパク尿を含む「腎臓」の病気は気づかないうちに進むので、むくみや貧血などの症状が出たときは「人工透析をしなければ命が危ない」という状態まで悪化していることがあります。タンパク尿が見つかったら、医師の指導を受け、手のひらを押してください。

タンパク尿の改善には、腎臓、輸尿管、リンパ節全体の反射区を押しましょう。

尿タンパク

腎臓に異変が生じると、ろ過機能をもつ糸球体をタンパクが通過して尿に出るようになる

正常値
陰性（－）で、0.15g/日未満

値が1+～2+、2+～3+、3+～4+となるにつれ、尿タンパクの量が増加するため重症度が増す

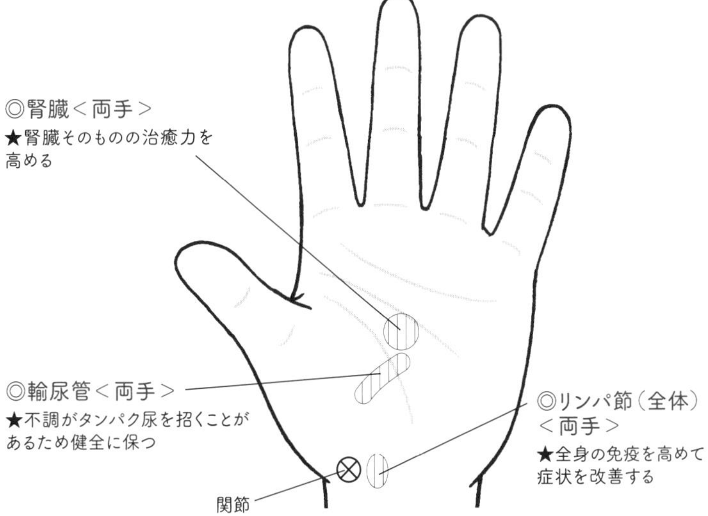

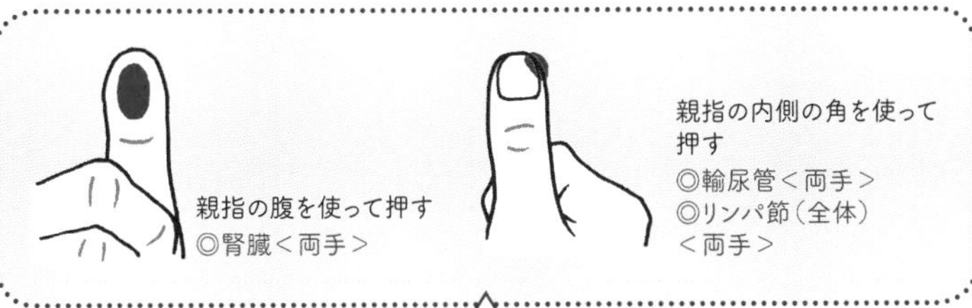

◆「腎臓の反射区」を押して腎臓の治癒力を高める　◆輸尿管の機能に異常があるとタンパク尿を招くことがあるため、「輸尿管の反射区」を押す　◆全身の免疫を高めて症状を改善する「リンパ節（全体）の反射区」を押す

特定健診の結果に合わせて手のひらを押そう④

空腹時血糖値・ヘモグロビンＡ１ｃ（血液検査―血糖）

血糖値とは、血液中に含まれるブドウ糖（グルコース）の濃度の値です。

食事をすると血糖値が上がり、膵臓からは「インスリン」というホルモンが分泌されます。それにより、血液中のブドウ糖は体内の細胞に取りこまれ、エネルギー源として利用されます。いっぽう、血中の余分なブドウ糖は、グリコーゲンという物質に変換されて、肝臓や筋肉に蓄えられます。このシステムがうまく働かないと、血液が糖でいっぱいになり、血管が傷ついてしまいます。血糖値が高いまま何年も放置すると、失明、人工透析、足の切断、さらに、命に関わる心疾患や脳卒中などを引き起こします。

特定健診において血糖は、そのときの血糖値を示す「空腹時血糖値」や、過去１～2カ月の血糖の状態を示す「ヘモグロビンＡ１ｃ（HbA1c）」として測定されます。

血糖値やヘモグロビンＡ１ｃの改善には、膵臓、甲状腺、副腎の反射区を押しましょう。

血糖値・HbA1c

血糖値は空腹時に検査するのが一般的。HbA1cは、血糖値が高いほど高くなる傾向がある

正常値
血糖値＝70～110mg/dL前後
HbA1c（NGSP値）＝4.6～6.2％

最近の診断基準ではHbA1c値が6.5以上であれば糖尿病型とするケースが多い

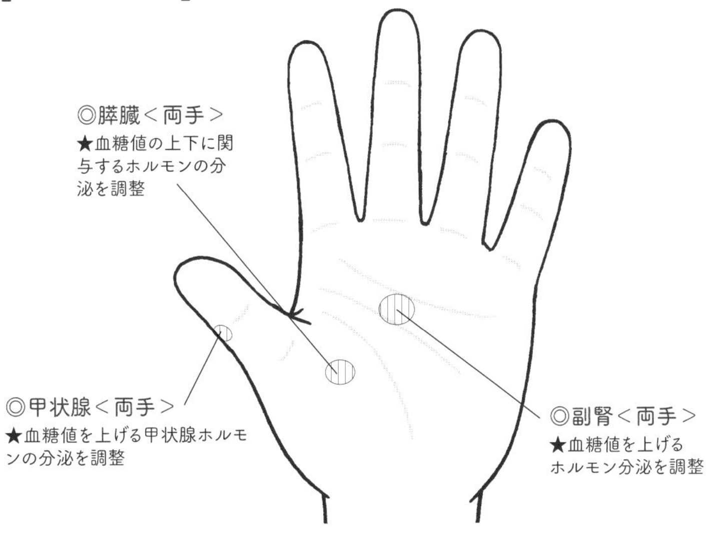

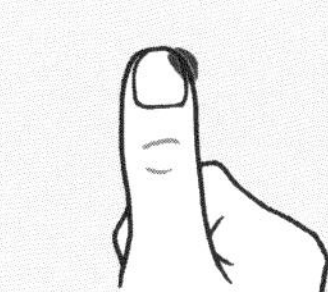

親指の内側の角を使って押す
◎膵臓＜両手＞
◎副腎＜両手＞

人さし指で支え、親指の角で押す
◎甲状腺＜両手＞

◆「膵臓の反射区」を押して、血糖値を下げるインスリンや血糖値を上げるグルカゴンなどの分泌を調整　◆「甲状腺の反射区」を押し、血糖値を上げる甲状腺ホルモンの分泌を調整　◆「副腎の反射区」を押して、血糖値を上げるホルモンであるコルチゾールやアルドステロンなどの分泌を調整

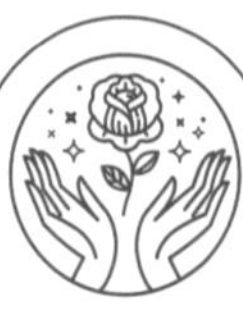

特定健診の結果に合わせて手のひらを押そう⑤

中性脂肪・LDLコレステロール（血液検査―血中脂質）

血液中に含まれる脂質を血中脂質といい、その中の主なものが「中性脂肪」と「コレステロール」です。コレステロールは、体におよぼす影響によって、善玉と悪玉に分かれます。

「中性脂肪」は、体内で最も多い脂肪で、エネルギーを蓄えたり、体温を保ったり、外界の衝撃から体を守ってくれたりするなど、人体に重要な役割を果たしています。コレステロールもまた、細胞膜やホルモンの原料になるなど、なくてはならない物質です。

その一方で、中性脂肪や悪玉コレステロール（LDLコレステロール）が必要量を超えてあり余ると、血管の壁が盛り上がって血管内腔が狭くなり、心疾患や脳卒中などを引き起こします。ジワジワと増えた血中脂質は、一瞬で人生を変えてしまいます。

中性脂肪の改善は、左ページの肝臓、甲状腺、間脳の反射区を押しましょう。LDLコレステロールは、肝臓、甲状腺、腎臓の3つの反射区です。

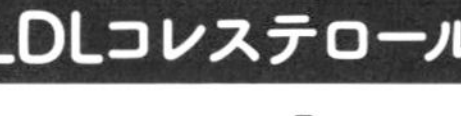

血中脂質の異常は、動脈硬化を進行させ、心疾患・脳血管疾患のリスクを高める

正常値
中性脂肪＝30～150mg/dL
LDLコレステロール＝60～140mg/dL

体内で脂質がうまく処理されなくなったり、食事からの摂取が多過ぎると脂質異常に

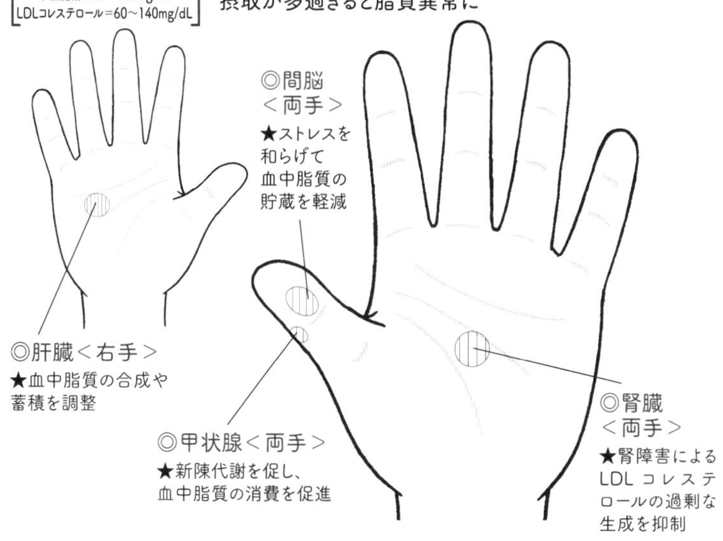

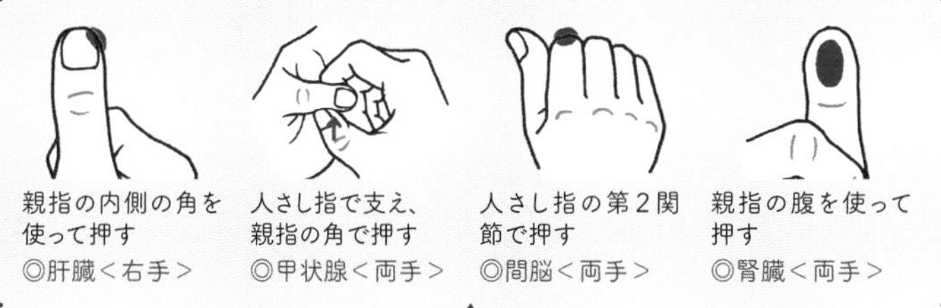

◆「肝臓の反射区」を押して、血中脂質の合成や蓄積を調整する
◆「甲状腺の反射区」を押して、血中脂質の消費を促進　◆「間脳の反射区」を押して、ストレスを緩和して血中脂質の貯蔵を軽減
◆「腎臓の反射区」を押して、LDLコレステロールの過剰な生成を抑制

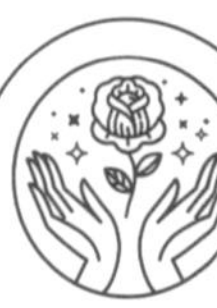

特定健診の結果に合わせて手のひらを押そう⑥

γ-GTP（血液検査――肝機能）

「γ-GTP」はタンパク質の代謝を行う酵素で、腎臓や膵臓、肝臓などに存在します。特定健診で調べるのはその中の「肝臓」のγ-GTPで、肝臓の解毒作用に関係があります。

肝機能を調べる血液検査において、γ-GTPだけが高いときには、アルコール性の肝障害か胆管の炎症が疑われてきました。ところが昨今の日本では、アルコールを摂取していない人の食べ過ぎによる肝障害のほうが目立つようになりました。その数は、アルコールが原因のものよりも多いとされています。

肝障害の多くは肝臓に脂肪が沈着した「脂肪肝」で、それ自体は重い病気ではなく、症状もまったくといっていいほどありません。けれども何もしないでいると、肝硬変や肝臓がんへと進行したり、心疾患、脳卒中、がん、生活習慣病のリスクを高めたりします。

γ-GTPの改善には、左ページの、肝臓、小腸、腎臓の3つの反射区を押しましょう。

γ-GTP

γ - GTPはタンパク質の代謝を行う酵素。血液検査によって、肝臓と胆管の状態が分かる

正常値
男性 50 IU/L 以下・女性 32 IU/L 以下

体内で脂質がうまく処理されなくなったり、食事からの摂取が多過ぎると脂質異常になり「脂肪肝」を招くことがある

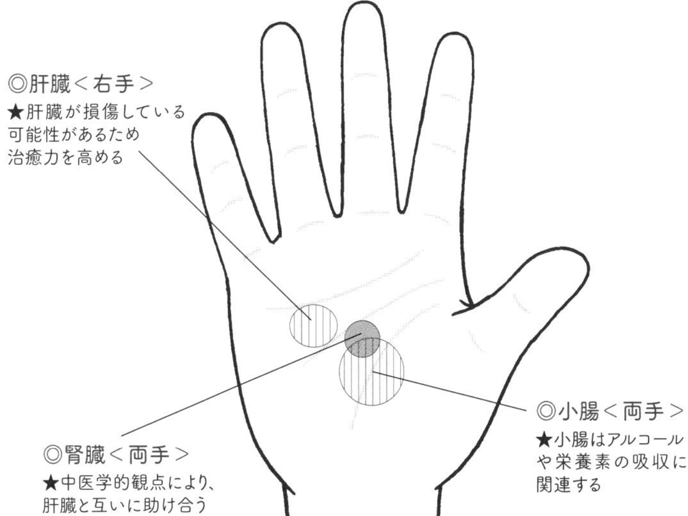

親指の内側の角を使って押す
◎肝臓<右手>
親指の腹を使って押す
◎小腸<両手>
◎腎臓<両手>

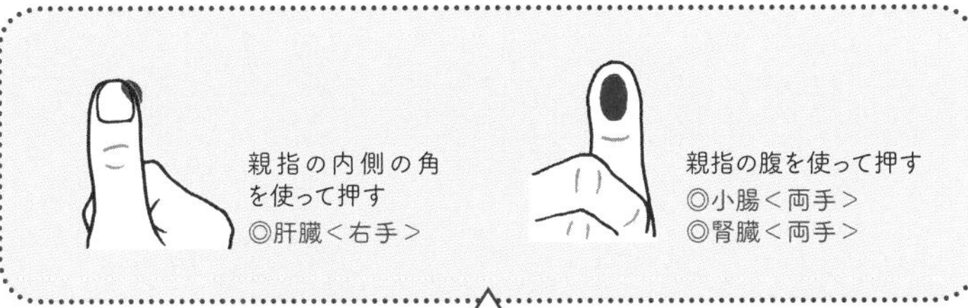

◆「肝臓の反射区」を押して自己治癒力を高める　◆飲酒量の多い人や食べ過ぎの傾向がある人は吸収に関連する「小腸の反射区」を押す　◆「腎臓の反射区」を押して、中医学的見地より、相互作用のある「肝臓」を助ける

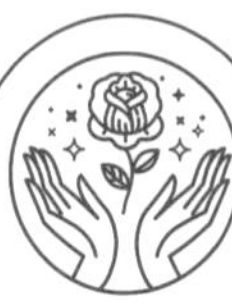

特定健診の結果に合わせて手のひらを押そう⑦

ヘモグロビン値／血色素量（血液検査―貧血）

貧血とは、血液中の赤血球の中に含まれる「ヘモグロビン値（血色素量）」が低くなった状態です。ヘモグロビンには、体の隅々まで酸素を運ぶ役割があります。そのためヘモグロビンが足りなくなると、体内のあちこちが酸欠になり、細胞がエネルギーをつくれなくなってしまいます。それによって、冷えやすい、顔色が悪い、風邪を引きやすい、めまいや耳鳴りがする、頭痛がする、湿疹ができやすいなど、様々な症状があらわれます。

ヘモグロビンは鉄を原料につくられるので、体内の鉄が足りなくなったり、ヘモグロビンの器となる赤血球の数が少なくなったりすることでも、貧血を引き起こします。

貧血の改善には、左のページの、頸椎、背骨、肝臓、脾臓、心臓、腎臓の反射区を押しましょう。また、お困りの方が多い「脳貧血（立ちくらみ）」は、貧血とは異なります。間脳、甲状腺、心臓の反射区を押すと改善します。

ヘモグロビン値

ヘモグロビンは赤血球の中に含まれるタンパク質で、酸素と結合して酸素を全身に運ぶ役割を担う

正常値
男性 12.1～13.0g/dL・
女性 11.1～12.0g/dL

貧血による数値の異常が見られたら、医療機関で病気による原因がないかを調べることが重要

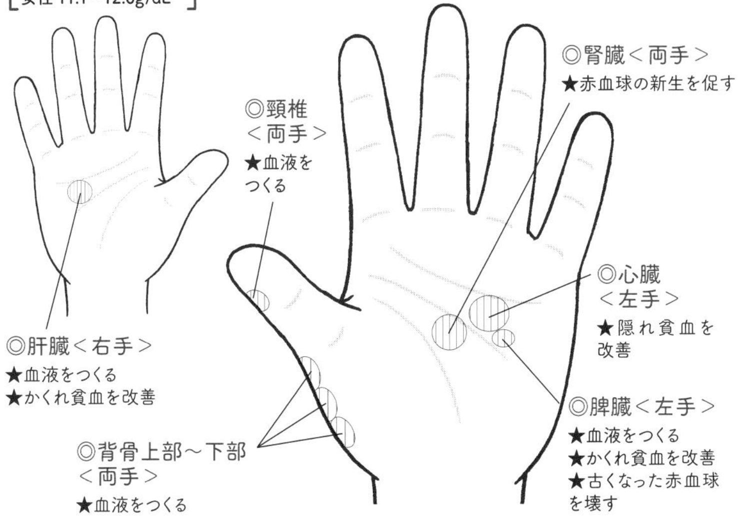

◎頸椎＜両手＞
★血液をつくる

◎腎臓＜両手＞
★赤血球の新生を促す

◎心臓＜左手＞
★隠れ貧血を改善

◎肝臓＜右手＞
★血液をつくる
★かくれ貧血を改善

◎脾臓＜左手＞
★血液をつくる
★かくれ貧血を改善
★古くなった赤血球を壊す

◎背骨上部～下部＜両手＞
★血液をつくる

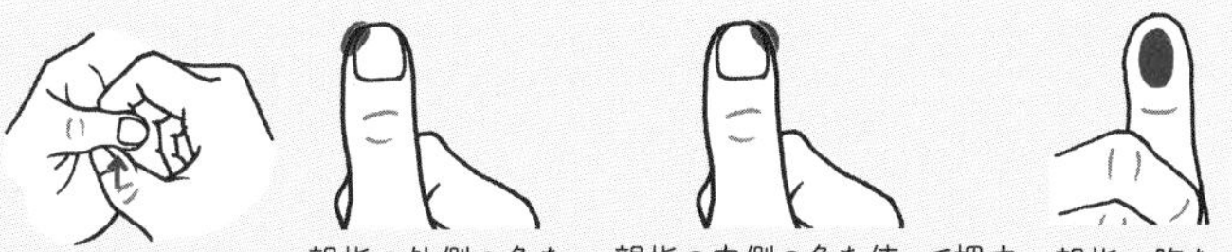

人さし指で支え、親指の角で押す
◎頸椎＜両手＞

親指の外側の角を使って押す
◎背骨上部～下部＜両手＞

親指の内側の角を使って押す
◎肝臓＜右手＞
◎脾臓＜左手＞
◎心臓＜左手＞

親指の腹を使って押す
◎腎臓＜両手＞

◆血液をつくる器官である「頸椎・背骨・肝臓・脾臓の反射区」を押す　◆鉄を蓄えるタンパク質であるフェリチンが存在する器官「肝臓・脾臓・心臓の反射区」を押す　◆赤血球の新生を促す「腎臓の反射区」を押す　◆古くなった赤血球を壊す「脾臓の反射区」を押す

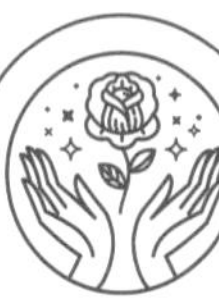

特定健診の結果に合わせて手のひらを押そう⑧

不整脈・虚血性心疾患（心電図検査）

心電図は、「心臓の電流や電圧の変化」を波形として表示するものです。心電図を見ると、**心臓そのものや、心房や心室が正しいリズムで動いているかを調べることができます。**

心電図検査では様々なことが分かりますが、その中で特に重要視されるのが、不整脈と虚血性心疾患（狭心症・心筋梗塞）です。

「心筋梗塞が怖いのは分かるけど、あとの2つはそんなに心配しなくても…」とは思わないでください。狭心症は、心臓に酸素や栄養を送る「冠状動脈」の血管が詰まって血液が流れにくくなっている状態で、突然激しい胸の痛みを起こします。不整脈は、心臓が調和のとれた拍動をできなくなることで、心臓が止まるほど強い発作を起こすことがあります。

心電図検査で異常が見つかったときは、心臓、腎臓、肝臓の3つの反射区を押しましょう。受診や治療が必要と記入されているときは、必ず医療機関を訪ねてください。

不整脈・虚血性心疾患

心電図から分かる病気には、不整脈、狭心症や心筋梗塞などの虚血性心疾患、心肥大などがある

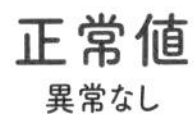

正常波形とされている波形記録があり、それに当てはまらなければ異常と判定される

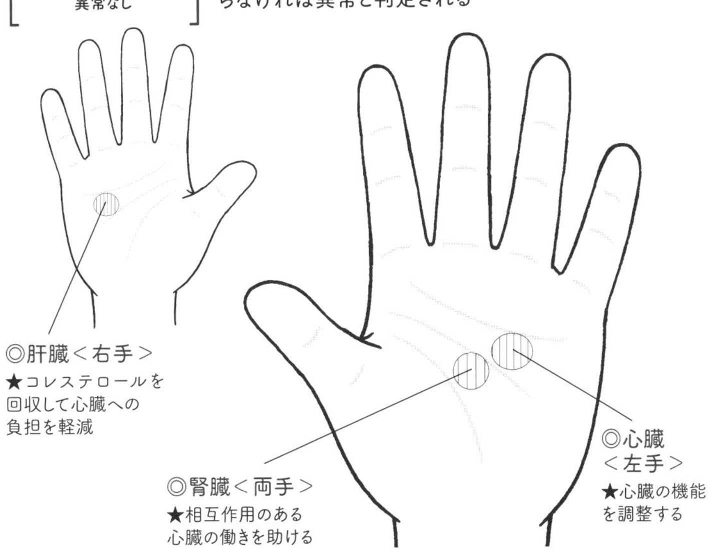

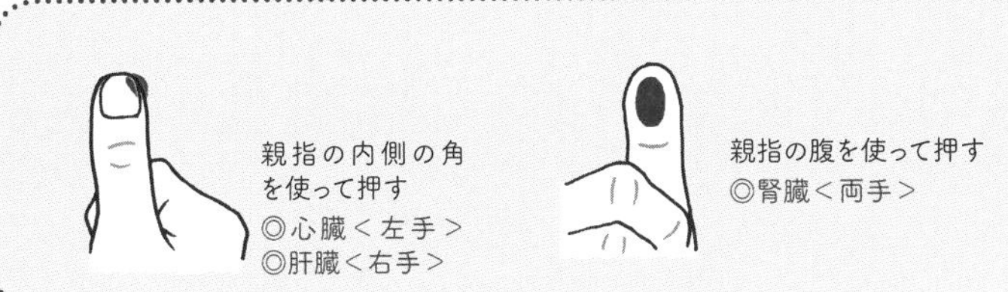

◆「心臓の反射区」を押して心臓の機能を調整　◆「腎臓の反射区」を押すことで心臓の働きを助け、同時に心臓の不調による腎臓への悪影響を予防　◆「肝臓の反射区」を押して血管壁に沈着したコレステロールを回収し、血流をスムーズにして心臓にかかる負担を軽減

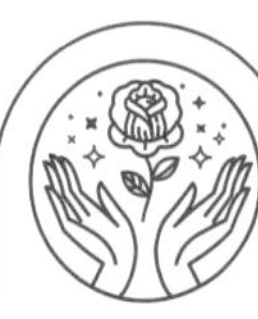

特定健診の結果に合わせて手のひらを押そう⑨

緑内障（眼底検査）

緑内障は、目から入った情報を脳に伝える「視神経」に障害が起こり、視野が狭くなっていく病気です。

非常にゆっくり進行すること、片方の目の視野が欠けても、もう片方の目が見えないところを補うことなどにより、気づいたときには両目の視野がほとんどなくなっていた…ということもあります。実際に、**中高年の失明の原因の1位が緑内障**です。

年齢が上がるにつれて有病率が増え、40歳以上の約5％が緑内障を患っています。どんな方法を使っても、欠けてしまった視野を戻すことはできません。緑内障が見つかったら、進行を抑えるために、必ず治療をしてください。手のひらを押すことで、対応する器官の血液の流れが整って治療の効果が高まります。

緑内障と診断されたら、目、腎臓、肝臓と、プラスαとして大脳の反射区を押しましょう。

緑内障

検眼鏡や眼底カメラなどを用いて眼球の奥にある血管・網膜・視神経などの状態を調べる

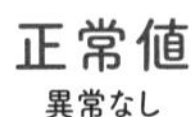

正常値
異常なし

要経過観察になった場合は生活習慣を改善するとともに、血圧への注意を怠らず、手のひらを押す

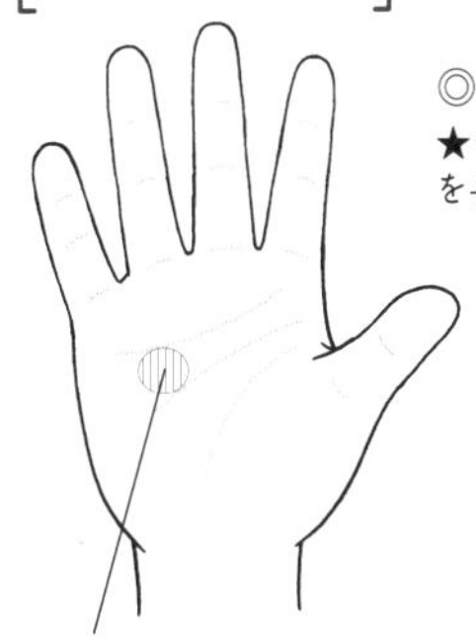

◎肝臓＜右手＞
★中医学的見地より、「目」の働きに関与する肝臓の機能を調整

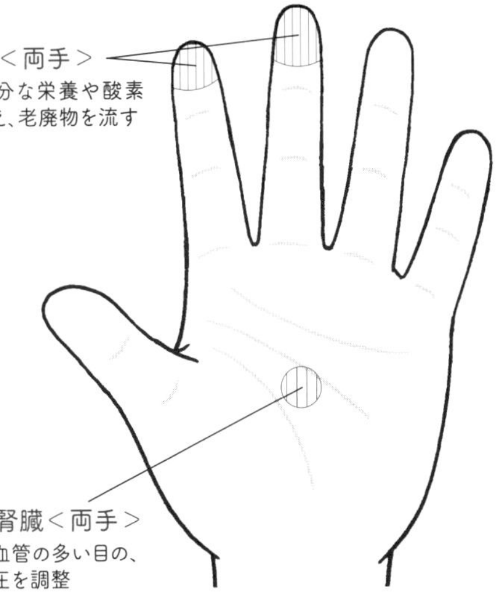

◎目＜両手＞
★十分な栄養や酸素を与え、老廃物を流す

◎腎臓＜両手＞
★血管の多い目の、血圧を調整

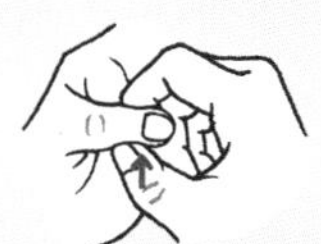

人さし指で支え、親指の角で押す
◎目＜両手＞

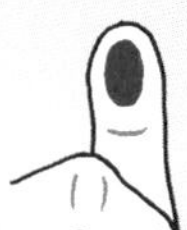

親指の腹を使って押す
◎腎臓＜両手＞

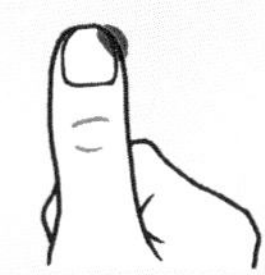

親指の内側の角を使って押す
◎肝臓＜右手＞

◆「目の反射区」を押して目に十分な栄養と酸素を与え、同時に老廃物を流す　◆目は血管が多く、血圧の影響が大きい。血圧を調整する臓器である「腎臓の反射区」を押す　◆中医学では「肝臓の変調は目にあらわれる」といわれる。「肝臓の反射区」を押して活性化し、目をいたわる

コロナに負けない体をつくる
vol.1

新型コロナウイルスを予防するには、どこを押す？

新型コロナウイルスの対策や予防が特に必要なシチュエーションは、大きく分けて、「①不特定多数の人と会ったとき」、「②家庭内クラスターの発生を防ぐとき」の２つです。

①のときに押す反射区は、ウイルスの最多の侵入経路となる「耳鼻」、マスクでは対処できない「目」、人体最大の免疫器官である「小腸」の３つです。

②では、家族が無症状病原体保菌者である可能性も考え、上半身のリンパを活性化して病原体の侵入に備えます。「扁桃、胸のリンパ、肺のリンパ」の反射区を押しましょう。

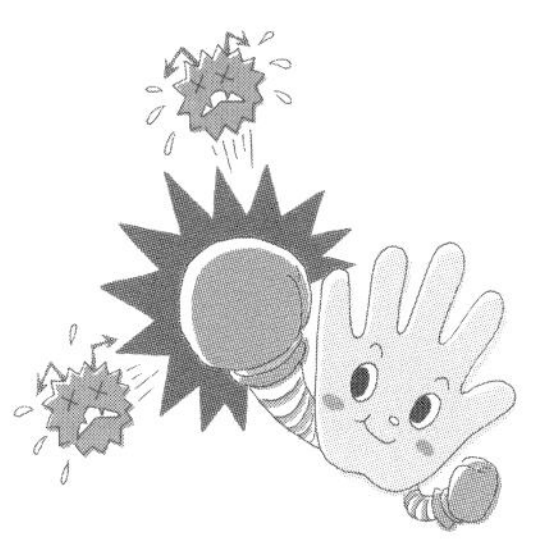

病気を防ぐ！手のひら押しで免疫力をアップする！

新型コロナウイルスの世界的流行もあり、免疫力向上に大きな注目が集まっている昨今。ご自身や、大切な方々の健康を守れるように、手のひらを押して、免疫力をアップしてください。様々な病気を予防して、改善することもできます。

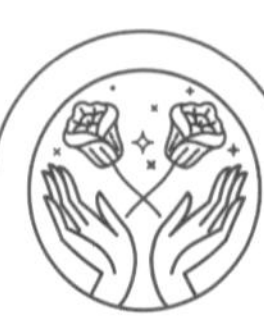

まず自律神経を整えて、免疫力をアップする！

「免疫」とは、体内に侵入したウイルスや細菌、遺伝子変異によって生じたがん細胞などを排除して、体を守るシステムです。その役割を担うのが、白血球のうちの、顆粒球、リンパ球、マクロファージの3種類の細胞たちで、それぞれが違う役目を果たしています。

体内の器官や臓器の働きは自律神経に支配されますが、免疫細胞も例外ではありません。心身を活発な状態にする交感神経が優位になると「顆粒球」が増え、穏やかな状態にする副交感神経が優位になれば「リンパ球」が増えます。交感神経の働きばかりが強まると、免疫の主役である「リンパ球」の勢力が弱まり、様々な疾病を引き起こします。

免疫を調整する「自律神経」の働きは、意思の力でコントロールすることができません。けれども手のひらを押すことで、自律神経にアプローチすることができます。免疫力の向上を目指し、まず、**自律神経の最高中枢である「間脳」の反射区**を押しましょう。

手のひら押し×自律神経＝免疫力UP！

自律神経が乱れると免疫力が下がり、病原菌やウイルスと闘う力が損なわれ、病気になりやすい体になってしまいます。そこで自律神経を整える働きのある「間脳」の反射区を押すと、免疫のコントロール機能が整えられ、健康を保つことができます。

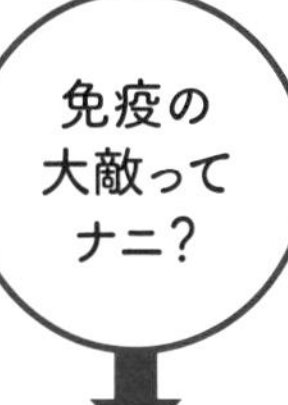

免疫とは

体内に侵入したウイルスや細菌、遺伝子変異によって生じたがん細胞などを排除して、カラダを守るシステムのこと

自律神経が乱れると、免疫力も低下する
免疫力も「自律神経」の支配を受けている

＝

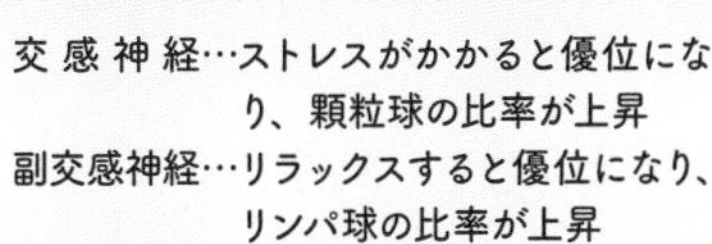

交感神経…ストレスがかかると優位になり、顆粒球の比率が上昇
副交感神経…リラックスすると優位になり、リンパ球の比率が上昇

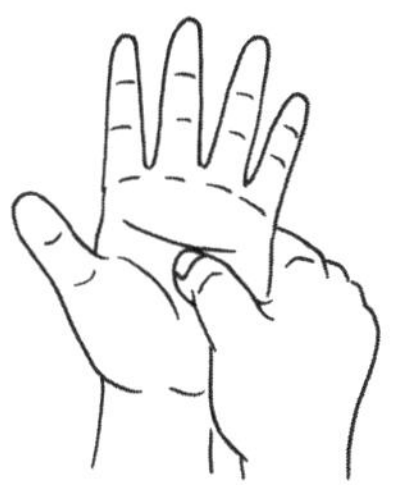

手のひら押しで自律神経のバランスを整えて、免疫力をアップ!!

- ▶ 風邪やコロナ、インフルエンザなどの感染症にかかりにくくなる！
- ▶ 体内で発生したがん細胞などの増殖が抑えられる！
- ▶ だるさなどの不調が改善される！
- ▶ 心が活発になり、やる気が出たり、集中力が高まったりする！

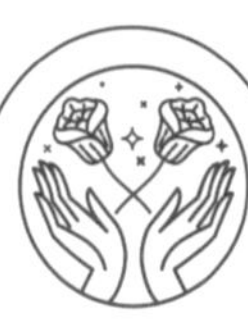

体温を上げて、免疫力をさらに高めよう！

病原体と闘って体を守ってくれる**「免疫」**は、**37度以上にならないとスイッチが入りません。**「体温が何度上がったか」ではなく「37度」でなければダメなのです。免疫細胞の戦闘力が上がるベストな温度が、37度だからです。

平熱が36．5度の人は、あと0．5度上げるだけで免疫部隊が出動します。一方35度台の人は、1度以上も体温を上げなければなりません。体が冷えていると、病気と闘うスイッチを入れることすら難しくなってしまうのです。また、それだけではありません。体が冷えると本当は水分が足りていないのに、のどが渇いたと感じにくくなります。体内の水分は、血液の流れを整えて、酸素や栄養素を運んだり、老廃物を回収して排出しやすくするなど、重要な働きをしています。体温が低いと、その機能も下がってしまいます。

低すぎる体温を上げるには、甲状腺、小腸、肺の3つの反射区を押しましょう。

体温を上げて免疫力をUP！

自律神経と血行は密接に関係しています。自律神経が整うと血流がよくなり、リンパ球が活動しやすくなることで、免疫力がアップします。

★自律神経を整えて血行を良くする反射区

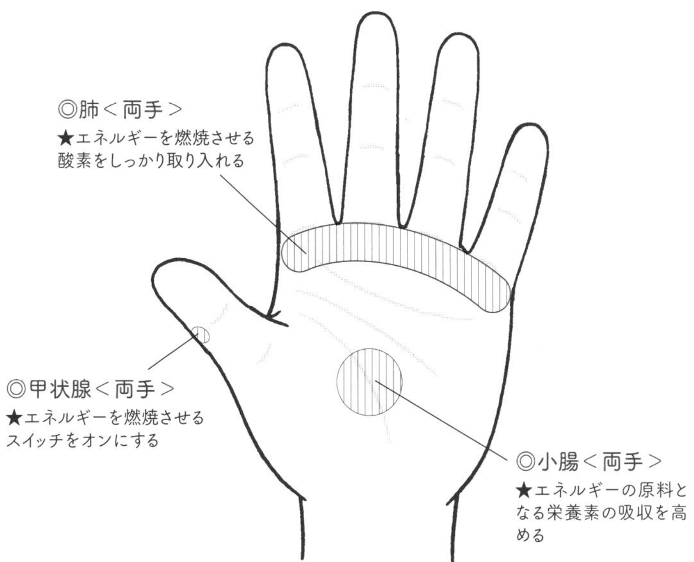

「小腸」の反射区を押すと、体温を上げるエネルギーの原料となる栄養素の吸収を高めることができます。「肺」を活性化させることで、細胞が栄養素を燃やすための酸素をしっかり取り入れます。「甲状腺」の反射区を押して、体温を上げる燃焼スイッチをオンにします。

血行が良くなると、体が適温状態になり
免疫力が上がる！

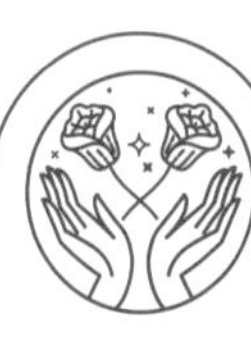

あなたの風邪の引きやすさは？
～上半身の免疫度をチェックする！～

わたしたちの体には、①病原体を侵入させない、②侵入した病原体と闘う、という「防御と攻撃」の2段階の免疫システムが備わっています。

1段階目の「防御」において、外敵の侵入から身を守っているのが、目、鼻、口、小腸などに存在する粘膜で、これを「粘膜免疫」といいます。粘膜が異物をからめとって体外に出すことにより、病原体の感染を防いでくれます。

2段階目の「攻撃」は、粘膜免疫を突破して侵入し、増殖した病原体を排除するもので、これを「全身免疫」といいます。全身免疫では、まず、異物を見つけ次第、かたっぱしから排除する「自然免疫」が起動して、次に、相手を見極めて適切な攻撃を仕掛ける「獲得免疫」が発動します。**全身免疫で活躍する器官は、全身のリンパ節や脾臓です。**

風邪の引きやすさは、粘膜免疫の多くが存在する「上半身の免疫度」が指標になります。

「上半身の免疫度」は手の甲をチェック！

上半身の免疫度は「上半身のリンパの状態」とほぼイコールで、手の甲の状態（首・胸・肺のリンパ、扁桃）と連動しています。プックリし過ぎ、やせ過ぎの手の甲は、粘膜免疫が落ちているサインです。

プックリ手の甲

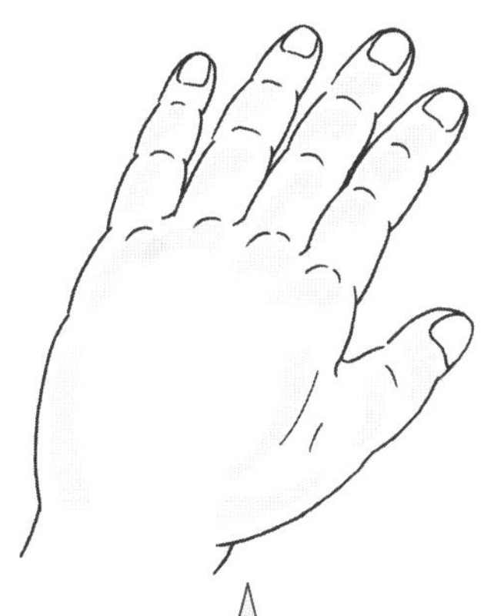

やせすぎ手の甲

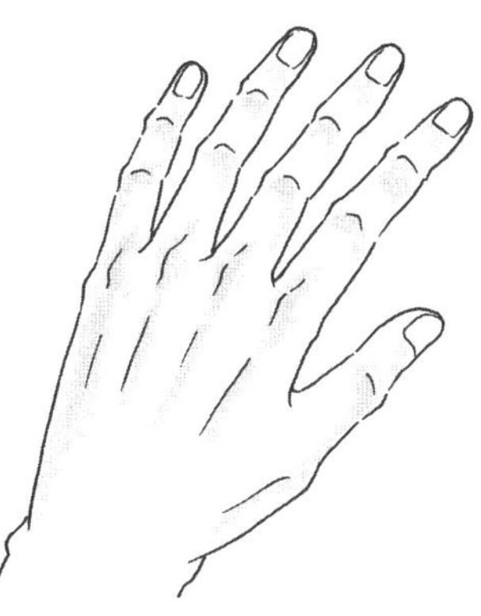

むくんでいる状態で、血管やリンパ管の中にある水分が外側にしみ出し、細胞と細胞の間に過剰な水分がたまっています

CHECK!
あなたの水かき、どうなっていますか？

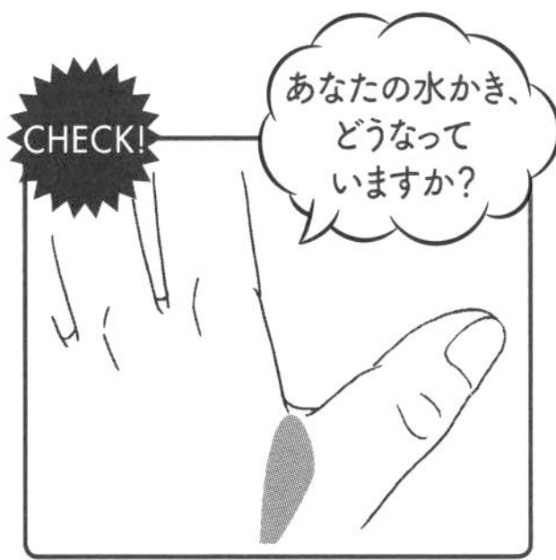

手のひらを軽く反らせたときに、手の甲の親指と人さし指の間の水かき部分に凹みがない＆色が青白い＝胸のリンパや扁桃に老廃物がたまっている＆血流やリンパの流れが悪くなっているサイン。免疫が落ちて風邪を引きやすい状態⇒「手の甲にある反射区」を押すことで症状を改善！

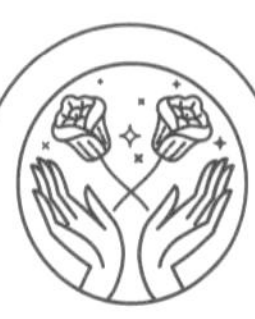

手のひらを押して、風邪の症状を改善しよう

風邪の原因となる病原体には、ウイルスと細菌の2種類があります。どちらに感染したかで症状が異なり、薬の種類も変わります。ウイルス性のものが、9割以上を占めています。ウイルス性の風邪の特徴は、「朝起きたらのどが痛かった」「のどが痛くて頭も痛い」といったように、症状が突然あらわれたり、初期に複数の症状が同時に起きたりすることです。薬を飲む際は、抗生剤ではなく、そのときのつらい症状を和らげるものを選びます。細菌性の風邪の特徴は、引きはじめに「のどが痛い！」「頭が痛い！」など、症状が1つに限定されていることです（熱が併発することもあります）。早朝から午前中にかけて発熱することが多く、医師の処方に基づいた抗生剤を飲むことで、症状が早く改善します。

手のひらは、どちらのタイプの風邪にも効力を発揮します。粘膜免疫を高める「耳鼻」「扁桃」「小腸」、全身免疫を高める「リンパ節（全体）」「脾臓」の反射区を押しましょう。

免疫力を高める反射区で風邪を撃退する！

風邪を引いたかなと思ったら早めの処置が大事。体を休めて水分を摂り、反射区をしっかり押しましょう

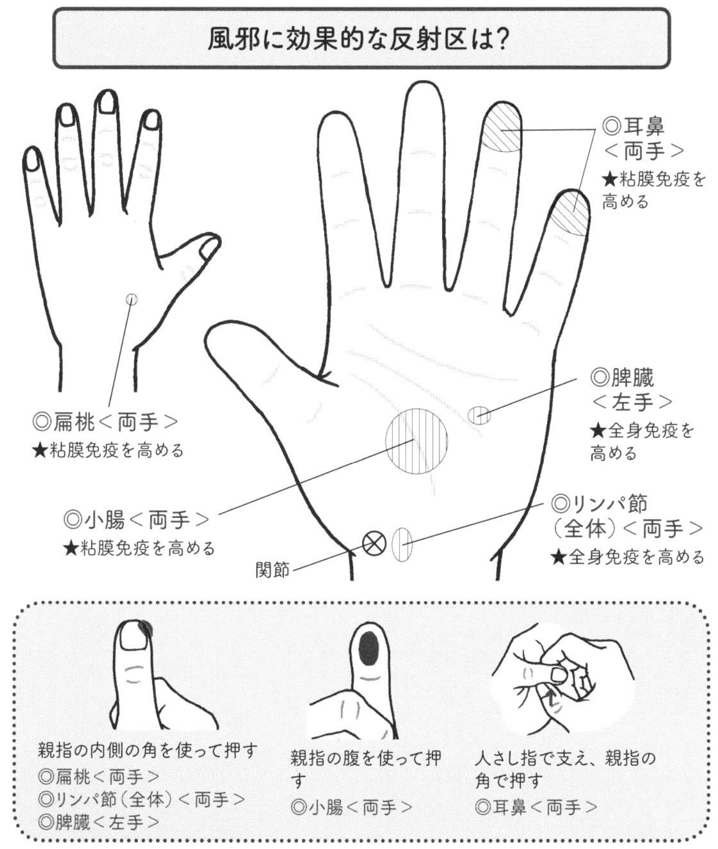

ウイルス性の風邪　突然症状があらわれる・複数の症状が同時に出る

細菌性の風邪　初期の症状が一つに偏っている

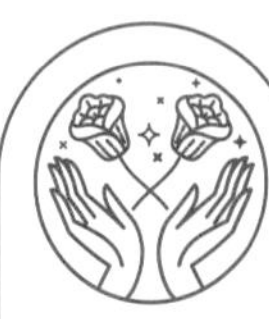

手のひらを押して、感染症を予防しよう

少し前まで「感染症」は、私たちにそこまで脅威を与えるものではありませんでした。ところが２０２０年に新型コロナウイルスが流行して以来、その様相がガラリと変わりました。「感染症を予防する」ことが、第１の目標となったのです。

感染症や疾病にかからないようにする最も重要な事柄は、体と心が健全な状態であることです。そのためには、①心身の働きを調整する「自律神経」、②ホルモンの産生と運搬をつかさどる「内分泌」、③病原体から体を守る「免疫」の３つのバランスが取れていなければなりません。これらのシステムは不調が起きても明確な症状があらわれにくく、なかなか気づきません。なんでもないと思っても、日頃からケアすることが大切です。

心身を健全な状態に保ち、感染症を予防するためにおすすめの反射区は、自律神経に対する「間脳」、内分泌に対する「卵巣・精巣」、免疫に対する「小腸」の3カ所です。

ウイルスによる感染症を防ぐには

2020年1月に日本で初の罹患者が明らかになった新型コロナウイルス感染症。感染は世界中に広がり、年が明けてもまだ終息の気配はありません。インフルエンザウイルスなども含めた幅広い感染症に対して、一人ひとりの予防対策が不可欠となっています。

新型コロナウイルスなど、感染症を防ぐには?

体の免疫力を高めるほか、手洗い、換気、密接や密集を避けるなどの感染対策が重要です。

免疫力UPのために

◆体温を上げる
平熱が36.5~37度なら免疫力が維持されている良い状態

◆自律神経の安定
副交感神経がやや優位なリラックス状態を維持

◆腸内環境を整える
免疫細胞が豊富な腸の状態を整える

感染を防ぐための対策

◆手洗い・消毒
ウイルスへの接触感染を防ぐための重要な予防法

◆換気・加湿
1時間ごとに5分程度の換気を行うのが望ましい

◆人との密接・密集を避ける
ソーシャルディスタンスの徹底を心がける

感染症を防ぐための反射区

耳鼻・扁桃・小腸・リンパ節(全体)・脾臓
<風邪と同様(P135参照)>

コロナに負けない体をつくる vol.2

マスクかぶれには、どこを押す?

毎日のマスク生活で、肌がかぶれたり、シミが濃くなったりするなどの悩み相談が増えています。蒸れる、擦れる、外したときに乾燥することが主な原因です。保湿剤が合わないと、悪化するケースもあります。

口の周りの皮膚に違和感があったら、炎症を抑える物質を体内で合成する「副腎」、イオンバランスを整える「腎臓」、解毒作用を高める「肝臓」の反射区をすぐに押しましょう。ステロイド薬を使っている場合は、副作用による赤みや感染症などを抑える効果もあります。

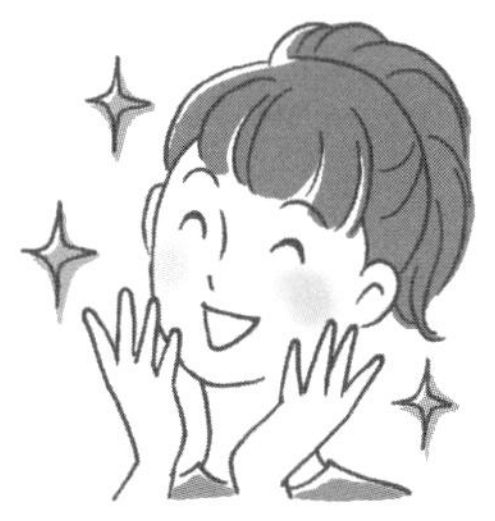

手のひら押しで、美と健康をアップする

肌のたるみ、くすみやシワ…それらは女性にとって、とても大きな悩みです。いつまでも美しく健康でありたいという願いは、日々の「手のひら押し」で叶えることができます。悩みに応じた反射区を、コマメに根気よく押していきましょう。

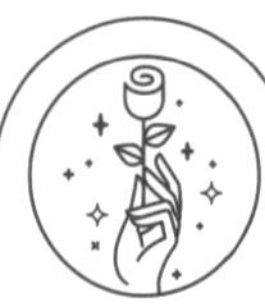

女性の悩みは、薬やサプリだけに頼ってはダメ

女性の一生は、卵巣から分泌される女性ホルモンの影響を大きく受けています。**女性ホルモンには「エストロゲン」と「プロゲステロン」の2種類**がありますが、多くの場合、「女性ホルモン」というときは、「エストロゲン」を主体に考えます。

女性のライフステージは、女性ホルモンの変化によって、思春期、成熟期、更年期、円熟期の4つに分類され、それぞれの時期にかかりやすい病気や症状、心身の変調がありますす。そんなときは、つい薬やサプリのお世話になりたくなります。それは悪いことではありませんが、表面にあらわれた症状を緩和するだけのものが多いため、根本的な解決にはなりません。手のひらを押して、臓器そのものを元気にしてあげてください。

女性の悩みにおすすめの反射区は、「卵巣」と「副腎」です。微量ではありますが、副腎からも女性ホルモンがつくられるため、しっかりいたわってあげましょう。

◆基礎体温を安定させて、不妊や婦人病を改善する

「基礎体温」とは、心身が安静な状態にあるときの体温です。その人の「素の体温」といえますが、不妊症や婦人病持ちの方、予備軍の方は、基礎体温が低い傾向があります。

低体温や冷えは、婦人科の病気となってあらわれることが多く、不妊を含む様々な婦人病に対して、悪影響を及ぼします。また、それらの疾患と関連性の高い臓器の「子宮」は、内部が空っぽの中空構造のため、周りの臓器よりもさらに冷えやすくなっています。

基礎体温を安定させて、**様々な婦人病を改善するには、まず「子宮」の反射区**を押しましょう。それと合わせて、**子宮の働きに影響を与える「卵巣」、子宮や卵巣の緊張を緩める副交感神経が伸びる「背骨下部」の反射区**も一緒に押してください。子宮と卵巣の反射区は手首にあるため、手首を冷やさないように心がけることも大切です。

これらの反射区を押すことで、「念願の妊娠をすることができました！」「子宮筋腫が小さくなりました！」といった嬉しい未来をひらいた方が何人もおられます。

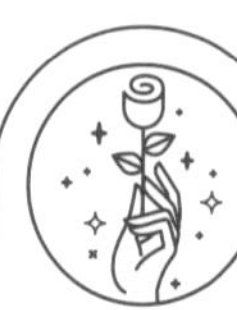

顔のたるみを改善する①
～筋肉と皮膚の変化によるもの～

たるみは老け顔の最大の原因で、たるみができる大きな要因は、「土台となる骨が萎縮すること」でもあります。そして骨の上には、順番に、表情筋、皮下組織、皮ふが乗り、これらもたるみに影響することが分かっています。

「表情筋」は、目や口、鼻、眉毛など顔の様々なパーツを動かす筋肉で、皮下組織を支える役割も果たします。「皮下組織」は、皮ふに可動性を与える層で、衝撃や寒さを防ぐため、脂肪細胞を蓄えています。「皮ふ」の真皮には、肌の弾力を保つコラーゲンが含まれます。**歳を重ねると、表情筋の筋力が衰え、皮下脂肪が増え、コラーゲンが減少します。**それに伴い、「たるみ」が起きてしまいます。シワが「線」であるのに対し、たるみは「面」のため、顔全体の印象を変えてしまいます。**手のひらを押して、各パーツにアプローチし**ていきましょう。

たるみ<皮膚によるもの>の対策

加齢により肌が変化するのは、表情筋の筋力の衰え、皮下脂肪の増加、コラーゲンの減少などが原因となる

皮膚の変化による「たるみ」に効果的な反射区

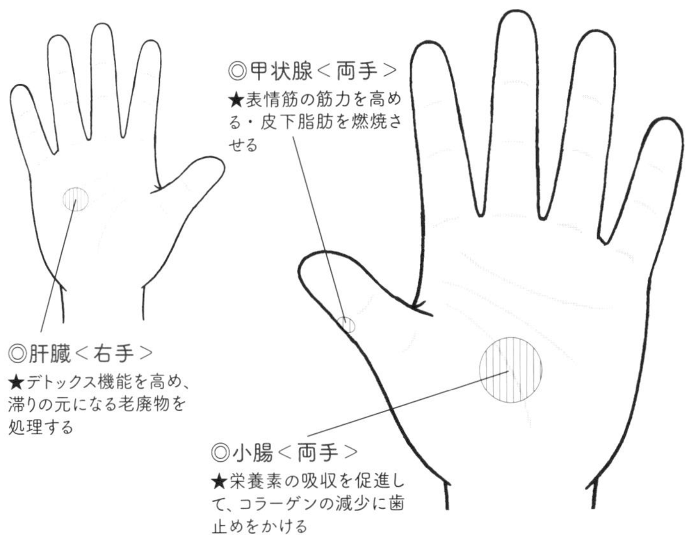

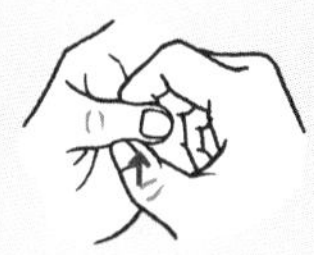

人差し指で支え、親指の角で押す
◎甲状腺＜両手＞

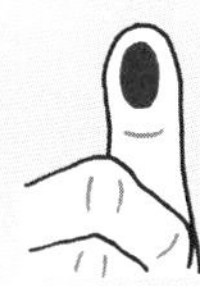

親指の腹を使って押す
◎小腸＜両手＞

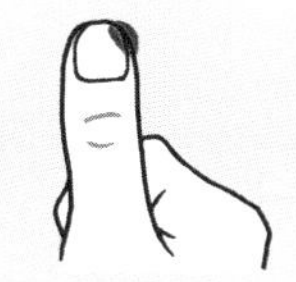

親指の内側の角を使って押す
◎肝臓＜右手＞

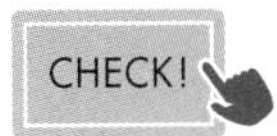

たるみは、顔の筋力低下が大きく関係しています。表情筋を鍛えることで予防・改善することができますので、日頃から表情筋を意識して動かすようにするとよいでしょう。

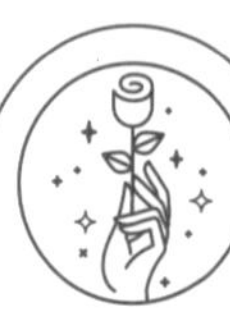

顔のたるみを改善する②
～骨格の変化によるもの～

「たるみが、老け顔の最大の原因！」「見た目を左右するのは、シミやシワより、顔のたるみ！」そうおっしゃる美容整形の先生や、美容部員の方がたくさんおられます。

たるみには、加齢、乾燥、紫外線など、様々な要因がありますが、見落としがちでとても重要なのが、加齢に含まれる「土台となる骨が小さくなること」。「閉経に伴って女性ホルモンの分泌が少なくなると、骨密度が低下する」という話を聞いたことがあるかもしれませんが、顔の骨は、それどころではありません。なんと、**40代前半から減り始めている**のです。骨密度とともに骨が萎縮すると、頬やアゴの皮ふが余ってたるみます。眼窩が広がることで、目元がくぼみ、老け顔となってしまうのです。

手のひらを押すことで、骨と血液中のカルシウムのバランスが整うため、骨の萎縮をできる限り防ぐことができます。ハリのある素肌を守るため、すぐに押し始めましょう。

たるみ<骨格によるもの>の対策

顔の土台である骨格が痩せて小さくなると、筋肉や皮膚が影響を受け、肌のハリがなくなってたるんでしまいます

骨格の変化による「たるみ」に効果的な反射区

◎副腎
<両手>
★更年期以降のホルモンの産生に関与
関節
◎卵巣・精巣
<両手>
★皮膚の土台となる骨の恒常性を維持
◎副甲状腺
<両手>
★血液中のカルシウムの量を調整

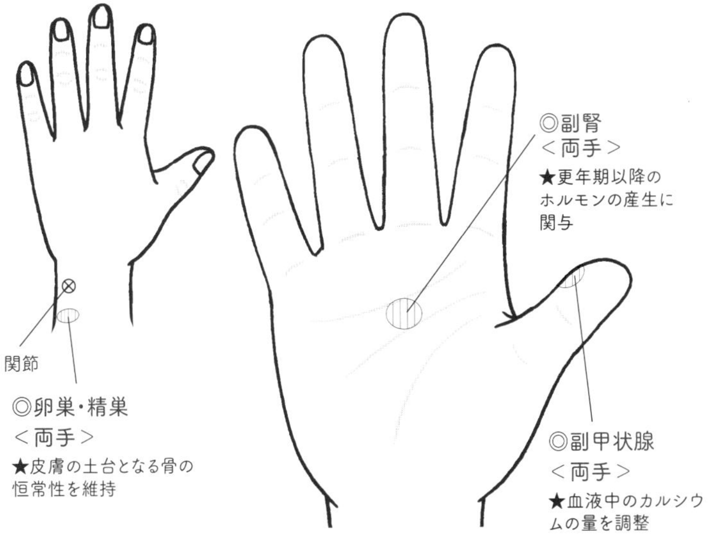

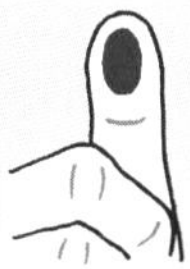

親指の腹を使って押す
◎卵巣・精巣<両手>

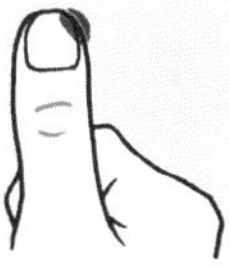

親指の内側の角を使って押す
◎副腎<両手>

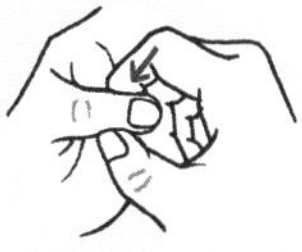

親指で支え、人指し指の横で押す
◎副甲状腺<両手>

CHECK!

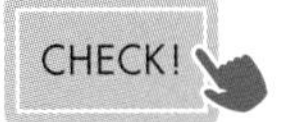

骨格の変化による「たるみ」は、化粧品やエステなどでカバーすることができません。手のひらを押すとともに、ヨーグルトや豆乳製品をしっかり摂るように心がけましょう。

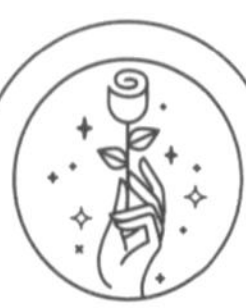

気になるシワにアプローチする

私たちの「顔」には、「手のひら」と同様に「反射区」があり、同じような役割を果たしています。顔の中でシワやシミがある部位は、対応する器官になんらかの不調がありますす。顔をギューッと押して改善したいところですが、顔の皮ふは刺激に弱く、シワやシミ、くすみなどになりやすいため、あまりおすすめできません。そのかわり、顔にあるシワ、シミ、吹き出ものなどの位置から調子が悪い器官を見つけ、その器官に対応する手のひらを押しましょう。具体的には、「おでこにシワが寄っているから、小腸の調子が悪いんだ。小腸は手のひらのこのあたりだから、そこを押そう」のような流れです。

手のひらを押すことにより、対応する器官が健全な状態になることはもちろん、**対応する顔のパーツの悩みにまで踏み込むことができるのです。**手のひらと顔の反射区を連携させて、ますますキレイになってくださいね。

顔のシワを改善する反射区は？

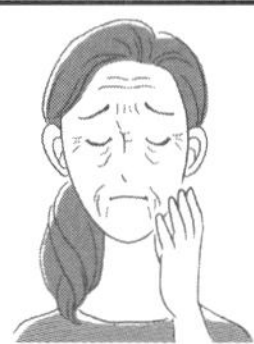

反射区は手のひらや足の裏だけでなく、顔や耳、歯茎などにもある！

顔の反射区と対応する体の部位

・おでこ＝小腸　・眉間＝肝臓と目　・ほうれい線＝S字結腸
・目尻＝胆のう　・目の下＝腎臓　・マリオネットライン＝卵巣（精巣）

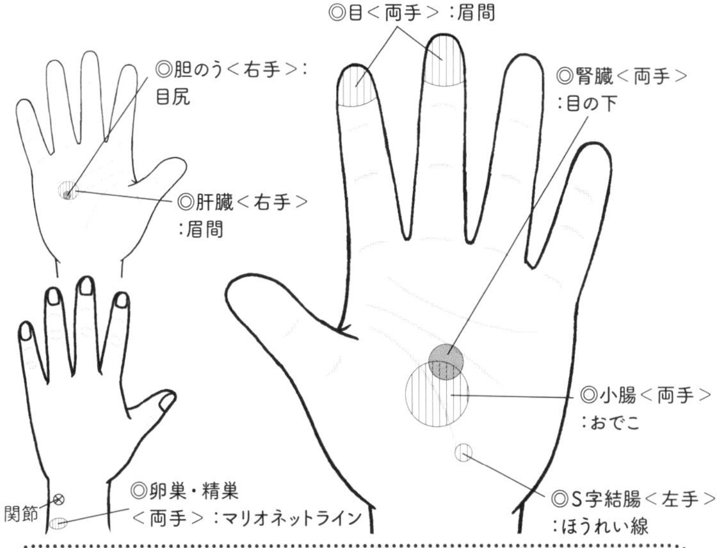

◎目＜両手＞：眉間

◎胆のう＜右手＞：目尻

◎腎臓＜両手＞：目の下

◎肝臓＜右手＞：眉間

◎小腸＜両手＞：おでこ

関節

◎卵巣・精巣＜両手＞：マリオネットライン

◎S字結腸＜左手＞：ほうれい線

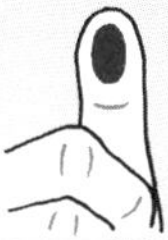

親指の腹を使って押す
◎小腸＜両手＞
◎腎臓＜両手＞
◎卵巣・精巣＜両手＞

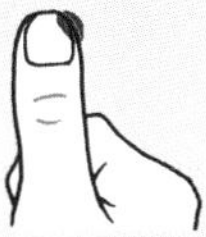

親指の内側の角を使って押す
◎肝臓＜右手＞
◎胆のう＜右手＞
◎S字結腸＜左手＞

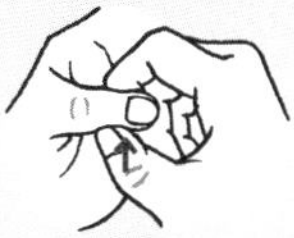

人さし指で支え、親指の角で押す
◎目＜両手＞

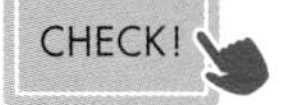

反射区と対応する器官には相互作用があるため、表情ぐせでできたシワが内臓の不調を招くこともあるので要注意！

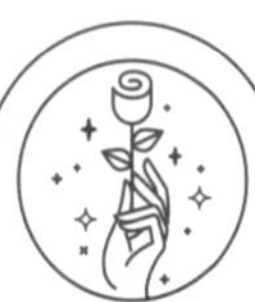

目の下のクマを解消する

あなたの「クマ」は、何クマですか？　それに合わせて、正しいケアをしていますか？　女性だけでなく、お悩みの男性も多い目の下の「クマ」は、**青ぐま、黒ぐま、茶ぐまの3つのタイプ**に分かれます。目元をどんよりさせるので、早く解消したいものです。左のページを参考に、あなたの**クマがどのタイプかをチェックして、手のひら押しを始めましょう。**

手のひらと合わせた対策は、①血行不良の「青ぐま」は、目元を温めることです。お風呂に入ったときに手で目元を覆い、1分ほどジワーッと温めましょう。②たるみが主な原因の「黒ぐま」には、目の筋トレがおすすめです。おでこにシワが寄らないように手で押さえ、眼球を上下に運動させましょう。10回で1セット、1日3セットが目標です。③最も手ごわい色素沈着による「茶ぐま」は、目元を絶対にこすらず紫外線ケアをすることです。ビタミンA、Cをたっぷり摂ること、しっかり保湿をすることも大切です。

目の下のクマを改善する反射区は？

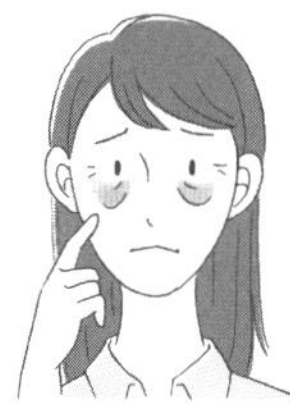

目尻をやさしく横に引っ張ったとき、クマはどんな状態？

［　自分のクマのタイプをチェックしよう　］

◆青ぐま＝皮膚の下にある静脈の色が透けて見えている
◆黒ぐま＝下まぶたのたるみによって影ができている
◆茶ぐま＝長きにわたり色素が沈着している

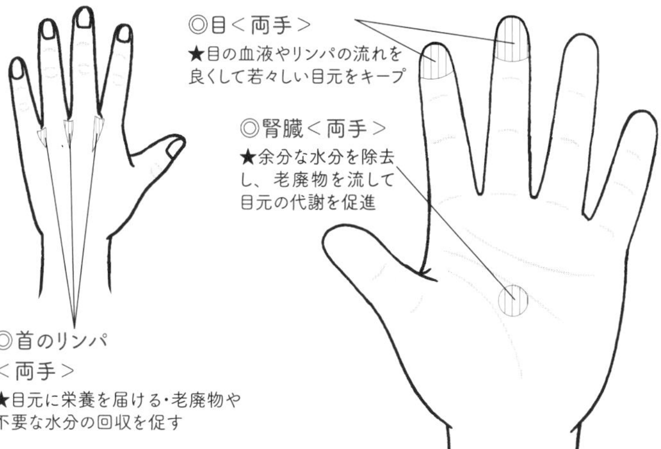

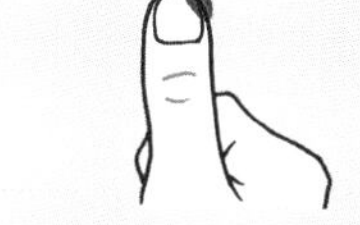

親指の内側の角を使って押す
◎首のリンパ＜両手＞

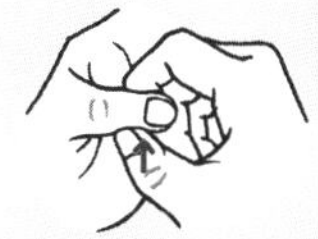

人さし指で支え、親指の角で押す
◎目＜両手＞

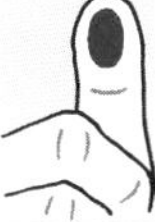

親指の腹を使って押す
◎腎臓＜両手＞

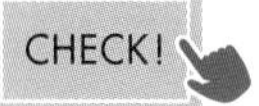

青ぐま：蒸し＆冷たいタオルを交互に当て、血行を促します
黒ぐま：眼輪筋のトレーニングがおすすめです
茶ぐま：目をこすらず、紫外線のケアを徹底しましょう

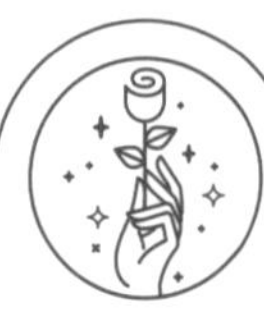

透明感のある「美白」を目指す

「くすみ」や「シミ」は、お悩みの女性が最も多い肌のトラブルです。

紫外線をたくさん浴びることで産生されたメラニンは、本来であれば、ターンオーバーに合わせてはがれ落ちます。ところが、そのリズムが滞りメラニンが肌全体に広がると「くすみ」となってあらわれます。特定の場所で過剰につくられたものが「シミ」になります。**紫外線だけでなく、ストレスやホルモンの乱れ**も、くすみやシミを招きます。

美白を目指す女性の多くが、「今の方法では効果を感じられない」「自分に合っているものか分からない」「いろいろ試しているうちに肌が荒れた」などの悩みを持っています。

化粧品を変えたり、エステや美容皮膚科に行ったりする方法もありますが、それらを実践している方も含め、手のひらを押してみてください。自己治癒力が高まって肌の修復力が上がるため、**内側からキレイになる「攻めの美白」**ができるようになります。

あなたの「美白」をかなえる反射区

くすみとシミができるメカニズムはほぼ同じですが、おススメの反射区が異なります。適切な反射区を選んで、毎日の「手のひら押し」で美白を手に入れましょう！

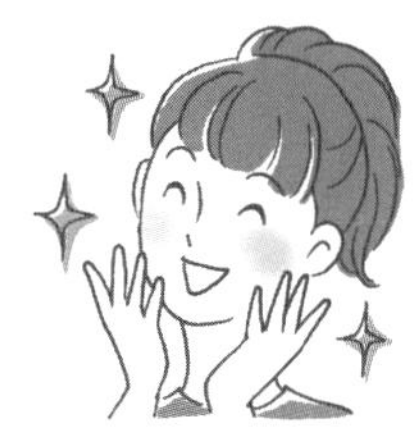

くすみに効果的な反射区　胸のリンパ・副腎・回盲弁

◆ 胸のリンパ＝老廃物を運ぶリンパ液は、最終的に鎖骨のすぐ下（胸）で静脈へ排出されます。反射区を押すと、リンパや血液の滞りが解消され、くすみが改善できます。

◆ 副腎＝くすみを引き起こすストレス全般に対抗するホルモンを合成して、ターンオーバーの乱れや、メラニンの過剰生成を防ぎます。

◆ 回盲弁＝くすみを解消して美肌をつくるには「小腸」に住む腸内細菌のバランスを整えることが大切です。回盲弁は、その働きを守ります。

シミや肝斑に効果的な反射区　小腸・腎臓・卵巣・精巣

◆ 小腸＝栄養が十分に届かないとシミができやすくなります。栄養素の吸収を行う「小腸」の反射区を押して、小腸の働きを助けましょう。

◆ 腎臓＝代謝によって生成した体内の老廃物を排泄できないと、シミが濃くなる傾向があります。「腎臓」の反射区で、尿とともに老廃物を排出しましょう。

◆ 卵巣・精巣＝更年期にシミができやすい人は、ホルモンバランスの乱れが原因となることが多いです。卵巣・精巣の反射区を押して、ホルモンバランスを整えます。

手もみを続けられるコツ vol.1

手のひらを忘れずに押すには、どうする？

手のひらは、いつでも、どこでも、すぐに押すことができる健康法です。通勤電車の中や、テレビを観ながら、気分転換をするときにもおすすめです。「それは便利！」という方もいれば、一方で「忘れないように、時間を決めて押したいです。いつが良いですか？」という質問もいただきます。

手のひらを押すときは、体が温まってリラックスしていると痛みが少なく効果があらわれやすいため、入浴中に２～３セット押しましょう。朝起きたときや寝る前に押すと、生活のリズムも整います。

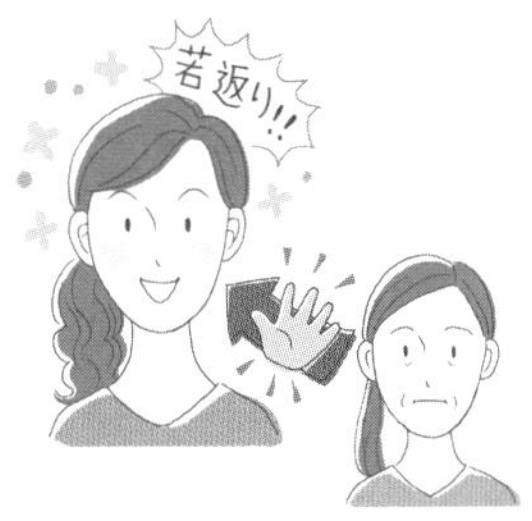

50歳から実践したい「手のひら押しで若返り!」

「若返り」は、誰もが叶えたい永遠のテーマです。歳を重ねるごとに、体型や毛髪、姿勢などからも若々しさが失われます。けれども、悲観する必要はありません。あなたには、老いを遠ざける「手のひら」という武器があるのです！

手のひら押しで若々しさをキープする

30歳を過ぎると、7割以上の方が「実際の年齢よりも、自分はもっと若いんだ（若く見えるんだ）」と思うようになり、その傾向は、歳を重ねるほど顕著になります。

手のひらを押して自律神経やホルモンのバランスが整うと、体調が良くなるだけでなく、見た目も若返ります。50代、60代、70代と年齢を重ねても、ワクワクしながら新しいことを始めたり、素敵な恋人ができたり、そんな方々がたくさんおられます。

そのときの「手もみ」には、ちょっとしたポイントがあります。それは、「どこをもっと変えたいか」を具体的に考えてみることです。

たとえば「まぶたが下がってきたな」と感じたら「目」の反射区を、「首にシワが寄ってるな」と思ったら「首のリンパ」の反射区を押してみてください。気になるところを改善すれば、あなたはもっと素敵になります。

◆あなたも手軽に「手のひらダイエット」

人が消費するエネルギーは、①基礎代謝によるもの：60〜70％、②体を動かすことによって使うもの：20〜30％、③食物を消化する際に費やすもの：10％程度、その3つに分かれます。

①の「基礎代謝」とは、体温維持や呼吸など、生命を維持する最低限必要なエネルギーで、何もしないでじっとしていても、眠っているときにも自動的に使われます。

3つの中で、ダイエットをするときに最も注目されているのが「基礎代謝」です。もともとの数値が大きいため、10％アップしただけでも、カロリー消費が高まるためです。

おすすめの反射区は、**冷えを改善してカラダのスイッチを入れる「甲状腺」、血液を全身に送り届ける「心臓」、酸素を取り込む「肺」など**です。ポイントは、3つの反射区を押す前に、滞りを解消することです。その部位は、人によって違います。第2章を参考に「手のひら診断」をして滞りの原因を突き止めるか、「面倒くさいな」という方は**「リンパ節（全体）」**の反射区を押しましょう。

薄毛や白髪を予防・改善しよう！

近ごろよく耳にする、「ＡＧＡ」は「男性型脱毛症」ともいわれ、前頭部や頭頂部が薄くなるのが特徴です。次のページにあるように、正常な髪のライフサイクルは3〜6年ですが、ＡＧＡになると悪玉男性ホルモンが「成長期」をグンと縮め、ライフサイクルを、なんと１００日前後にしてしまうのです。こうしてＡＧＡが進行すると、髪が太くて長い毛へと成長できず、細くて短いフワフワの毛が増えていき、ついには抜けてしまいます。

一方、**脱毛が局所的に起こらず頭部全体が薄くなっていくのが「女性型脱毛症」**で、つむじや分け目が目立つように感じます。脱毛時にメラノサイトが抜けると「白髪」になります。この2つは治療方法が異なり、保険も適用されません。効果も人それぞれのため、ぜひ手のひらで対策をしてください。男性は20歳、女性は40歳を過ぎたらケアを始めましょう。秋に抜け毛が増えるため、夏の終わり頃からは、特にしっかり対策をしてください。

いつまでも若々しい"頭髪"のために

日本人には10～15万本の毛髪があり、1日に50本程度が自然に抜けていきます。抜け毛や薄毛を防ぐには？

髪のライフサイクル

【休止期】脱毛後に発毛する準備に入る＝3～4か月
【成長期】成長を続けて伸びていく＝女性は4～6年・男性は3～5年
【退行期】成長がストップして毛球が硬くなる＝2～3週間

薄毛や白髪の予防・改善に効果的な反射区

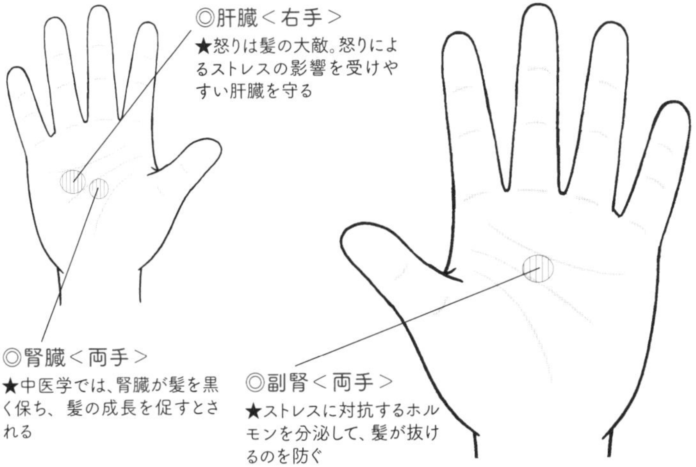

◎肝臓＜右手＞
★怒りは髪の大敵。怒りによるストレスの影響を受けやすい肝臓を守る

◎腎臓＜両手＞
★中医学では、腎臓が髪を黒く保ち、髪の成長を促すとされる

◎副腎＜両手＞
★ストレスに対抗するホルモンを分泌して、髪が抜けるのを防ぐ

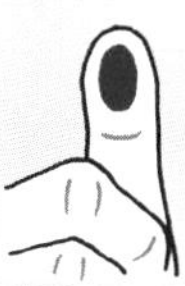

親指の腹を使って押す
◎腎臓＜両手＞

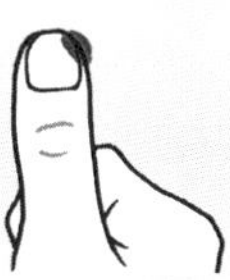

親指の内側の角を使って押す
◎肝臓＜右手＞
◎副腎＜両手＞

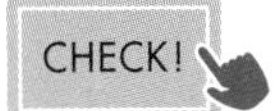

円形脱毛症は、男性型脱毛症とは異なり免疫が関与するものです。間脳、甲状腺、副腎の反射区を押しましょう

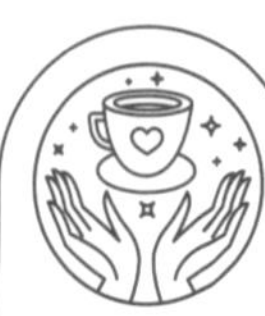

見た目の印象マイナス5歳、悪い姿勢を改善！

久しぶりに親族と会ったときや、同窓会で恩師と顔を合わせたとき、「歳を取ったかな」と感じることがありませんか。また数年来の友だちと食事をしたときに「今までと変わらないのに、どこか違うな」と思うことも。その違和感は、どこから来るのでしょうか？

美容業界が実施したアンケートによると、「老い」は、**口元やアゴのシワ、くすみ、薄毛や白髪、体全体のたるみ、背中の曲がり具合などによって感じやすくなる**ようです。

その現象の大半は、「悪い姿勢」が招きます。背骨のゆがみは、顔や体型を崩してしまうだけでなく、脊椎を介してあらゆる器官や臓器に伸びる自律神経の流れをも滞らせてしまうのです。芸能人が歳を重ねても美しいのは、メイクや照明によるものだけではありません。**背筋がまっすぐ伸びているためです。**次のページを見て、「自分の姿勢のタイプ」を知り、手のひらを押して、いつまでもキレイでいてください。

元気なカラダづくりには姿勢が重要！

悪い姿勢の代表的な3つ、「猫背」「反り腰」「平背」。あなたの姿勢はどのタイプ？

猫背（猫姿勢）

脊柱のカーブがきつく、背中や首が丸くなる

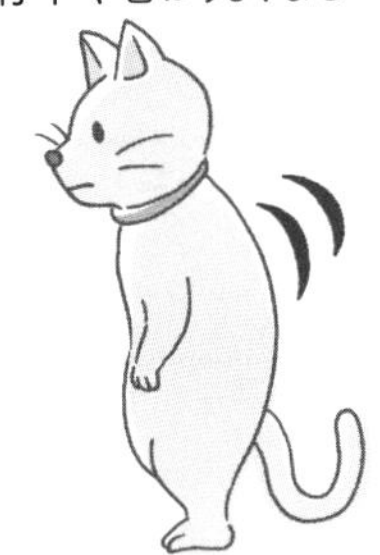

▲顔色が悪い・二重アゴ・首にシワが寄る・バストとお尻が垂れる　など

反り腰（ワニ姿勢）

腰が反りすぎ、骨盤が開きっぱなしになる

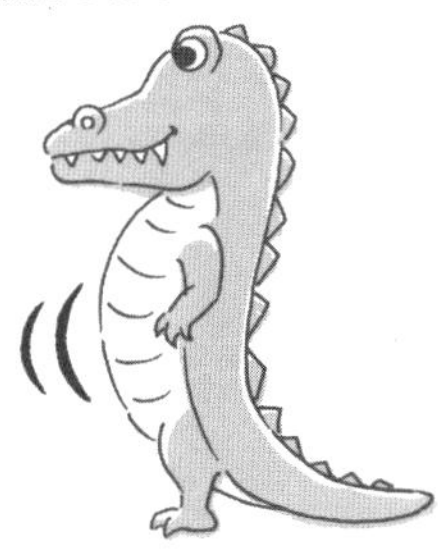

▲胸を張るので一見姿勢がよく見える・顔が大きく見える・お腹が出る　など

平背（ペンギン姿勢）

背中のＳ字カーブが減少、骨盤が後ろに傾く

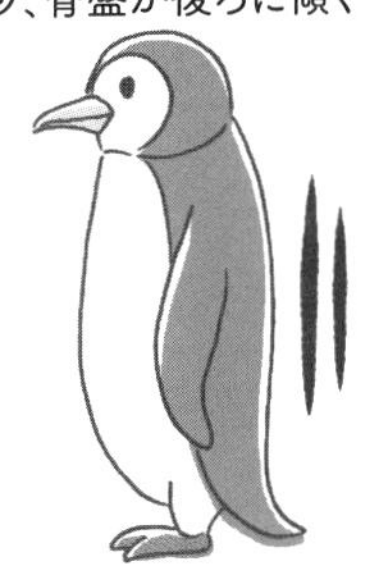

▲背中がまっすぐで一見姿勢がよく見える・首にシワが寄る・全身がたるむ　など

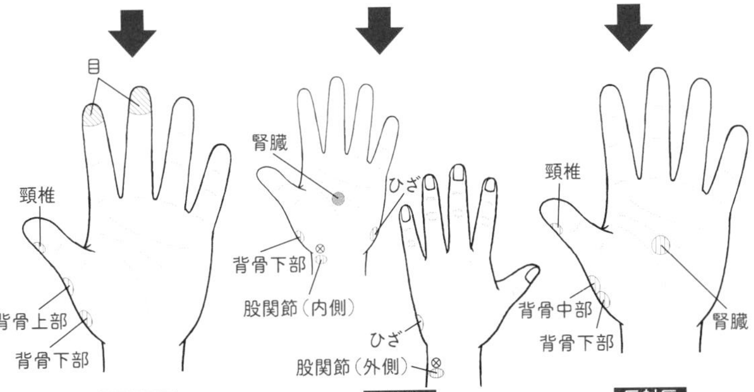

反射区

目＜両手＞頸椎＜両手＞背骨上部＜両手＞背骨下部＜両手＞

反射区

背骨下部＜両手＞腎臓＜両手＞股関節（内外）＜両手＞ひざ＜両手＞

反射区

頸椎＜両手＞背骨中部＜両手＞背骨下部＜両手＞腎臓＜両手＞

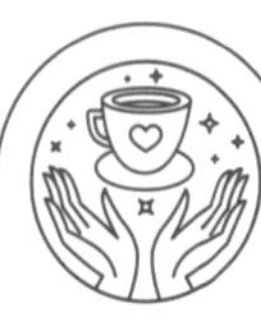

手のひら押しで「健康寿命」を延ばそう

最後まで読んでくださり、どうもありがとうございます。

読んでいただいた方に、少しでも元気をお届けできていればと思います。

嬉しいとき、楽しいとき、悲しいとき、つらいとき、あなたのカラダとココロは、いつだって一所懸命頑張っています。

どうか、手のひらを見て、どのくらい疲れがたまっているかを知り、滞りのある場所を見つけたらギューーッと押してください。

あなた自身に備わった「手のひら」というお医者さんを活用して、どこが悪いかを見極め、病気予防や健康増進に役立てていただければ嬉しく思います。

そして、あなた自身はもちろん、家族や友人など大事な人の手のひらを見て、押して、元気にしてあげてください。

「手のひら」で元気になった皆さんの声

1回7秒の手のひら押しで、元気な心と体を手にいれた方は全国にたくさんおられます。健康な人生を長く楽しむためにも、ぜひ手のひら押しを続けてみてください！

不眠症が治った！

10年来の不眠症で悩んでいましたが、手のひらを押し始めた日からぐっすり眠れて、あやうく会社に遅刻しそうになりました（笑）（40代男性）

肌が白くなった！

電車の窓に映った顔にショックを受けて、必死に手のひらを押しました。くすみがなくなり、ファンデーションも卒業しました！（50代女性）

15キロの減量に成功！

首と胸のリンパを押して、3カ月で15キロ以上体重が減りました。顔がすっきり、目もパッチリ。整形以上の効果がありました！（30代女性）

尿もれがなくなった！

受診しても治らなかった尿もれが、手のひらを押した日からみるみる良くなりました。頻尿や膀胱炎にもならなくなりました！（60代女性）

ひざ痛が良くなった！

頸椎の反射区を押し続けたところ、原因不明のひざ痛がすっかり良くなりました。今までの生活を取り戻すことができました！（60代男性）

二重アゴが解消した！

整形を考えるほどだった目元とアゴのたるみが解消して、顔がひと回り小さくなりました。10歳以上年下の妹より、若く見られます！（40代女性）

手もみを続けられるコツ vol.2

体調の変化があったら、どうする？

手のひらを押すと、末端の血管やリンパに体液が流れ始めます。それは本当に良いことですが、そのため、一時的に脳に血液が届きにくくなって、クラクラしたり、滞りがひどいときは吐き気が起こったりすることがあります。10分程度で治まりますが、そのときは手のひらを押すのをやめて、体をゆるめて座りましょう。

リンパの反射区を押すときや、疲れているときは、反応が強く出やすいのであらかじめ座るか横になり、目を閉じて反射区をやさしくさするようにすると安心です。

●ご連絡先・お問い合わせ先

（一社）手のひらデトックス協会

ホームページ：https://tenohiradetox.or.jp/
メール：support@tenohiradetox.or.jp

「手のひらの押し方を動画で見たい！」
「本家本元の手のひらセラピーを知りたい！」
そんなリクエストにおこたえして、YouTube チャンネルが始まりました！
あなたとあなたの大切な人の元気を守るため、ぜひ、ご覧ください！
チャンネル登録も、よろしくお願いいたします(^^)
「手のひらセラピー公式チャンネル」は、こちらです↓
https://www.youtube.com/@tenohiratherapy

YouTube のご視聴やご登録はこちらです！

＊ご協力くださった「手のひらセラピスト」の皆さま

・倉橋亜由美さん／ Saai roang（サイルーン）
https://lin.ee/BCydWHI（au の方：@179awlci）

・小高延恵さん／手のひらセラピストのん
https://lin.ee/zYm4nDm（au の方：@ptn3636j）

・佐々木桂子さん／ Generations Wellness
coco361836@gmail.com

・那須美香さん／ネイル＆てのひらサロン緩凛屋～ゆるりや～
https://www.instagram.com/mika_yururiya_kumamoto

●著者紹介
足利 仁（あしかが・めぐみ）

一般社団法人 手のひらデトックス協会 代表理事

手のひらの反射区を利用し、西洋医学と東洋医学を融合した体質改善オリジナルメソッドを確立。現在、「手のひらセラピスト」養成セミナーの開催や資格の発行を行っている。改善事例が口コミとなり、商業施設や書店、大手企業などでイベントを多数開催。これまでのクライアント数は6000人以上。

●監修者
佐藤 孝彦（さとう・たかひこ）

医療法人社団孚誠会・浦安駅前クリニック院長 医学博士

東京生まれ。医大生の頃、東洋医学の知識と見聞を深めるため、東南アジアに留学。その後も、西洋医学を補うものとして東洋医学と向き合う。順天堂大学浦安病院内科勤務、同大学非常勤講師を経て、平成2年にクリニックを開設。現在に至る。

●参考文献

むぎゅ〜っと押すだけ！ 簡単 手のひら健康法（カクワークス社）
全身の不調が消える！ 最強の手もみ（マキノ出版ムック）
1日1分てのひらをもみなさい（泰文堂）
本当に効いた！手のひらセラピー（梠出版社）
手のひらダイエット（グッドタイム出版）
カラー図版 人体の正常構造と機能 全10巻縮刷版（日本医事新報社）
病気がみえる①〜⑩（メディックメディア）
からだの構造と機能（西村書店）
目で見るからだのメカニズム（医学書院）
病気の成立ちとからだⅠ（医歯薬出版株式会社）
症状の表と裏（アプライ）
Newton 別冊 からだの検査数値 新装版（ニュートンプレス）

編集協力／ミナトメイワ印刷㈱、㈱エスクリエート
執筆協力／戸田恭子
デザイン／㈱アイエムプランニング
カバー・本文イラスト／高橋なおみ
校閲／大塚直子

7秒押すだけで体温が上がる
手もみ健康法

2021年2月20日　初版第1刷発行
2024年4月15日　初版第3刷発行

著　者　足利 仁
監修者　佐藤孝彦
発行者　廣瀬和二
発行所　株式会社日東書院本社
〒113-0033　東京都文京区本郷1-33-13　春日町ビル5F
TEL：03-5931-5930（代表）
FAX：03-6386-3087（販売部）
URL：http://www.TG-NET.co.jp
印刷・製本所　図書印刷株式会社

本文中の数値につきましては、初版発行時のものを基にしています。
本書の内容を許可なく複製することを禁じます。
乱丁・落丁はお取り替えいたします。小社販売部まで御連絡ください。
©MEGUMI ASHIKAGA2021 Printed in Japan
ISBN 978-4-528-02349-9 C2077